# 코로나 후유증 증상 치료 사례집

# 코로나 후유증 증상 치료 사례집

편저 | JY 메디컨텐츠
1판 1쇄 인쇄 | 2022년 5월 5일
1판 1쇄 발행 | 2022년 5월 10일
1판 2쇄 발행 | 2022년 5월 25일

펴낸곳 | 조윤커뮤니케이션
펴낸이 | 최몽순

판매 및 프로모션 | 참약사협동조합 '팜웨이'
편집 디자인 표지 | 정이현
본문 | 박현숙
기획 | 김영주

주소 | 서울시 종로구 삼봉로 81 두산위브 파빌리온 703호
전화 | 02-730-8841
팩스 | 02-730-8814

출판등록 | 제 300-2005-208
등록일자 | 2001년 4월 13일

ISBN 979-11-91779-04-2



값 35,000원

※잘못 만들어진 책은 구입하신 서점에서 교환해 드립니다.

long COVID : Post Covid Symptoms and Care

# 코로나 후유증 증상 치료 사례집

## 코로나 감염 후유증과 건강 관리법

JY 메디컨텐츠 편저

# 머리말

## 정확한 정보는 후유증 극복의 지름길

코로나

안걸리면
'코로나 예방 스트레스'

걸리면
'코로나 치료 스트레스'

완화되면 후유증으로
'코로나 요양 스트레스'

어쩌면 이것이 코로나 팬데믹 스트레스 법칙일 듯 싶다.

코로나19에 감염돼 완치 판정 이후에도 마른기침이 끊이지 않거나, 온몸이 천근만근에다 자주 숨이 차는 등의 후유증에 시달리는 환자가 급증하고 있다. 격리에서 해제되고 PCR검사에서 음성이 나오는데도 갖가지 이상 증상이 나타나고, 몸이 코로나 이전 같지 않다는 것이다. 심하게는 극심한 가슴 통증과 함께 폐렴으로 진단받거나 뇌졸중이나 심장마비 같은 치명적인 뇌심혈관계 질환으로 악화되는 사례도 종종 보고되고 있다. 이처럼 확진 이후 수주에서 수개월동안 신체적 이상 징후가 이어지는 것을 '코로나 장기 후유증(long COVID)'이라 부른다.

코로나 후유증은 비단 확진자나 그 가족들만의 문제로만 그치는 게 아니다. 전시 동원 체제를 방불케 하는 지난 2년간의 혼란스럽고도 숨 막히는 코로나 비상 대응체제로 그간 그 폐해들이 가려져 있었지만, 이번 코로나 사태는 우리 사회 전체에 심각한 집단 후유증을 예고하고 있다.

코로나바이러스 감염 후유증이 수년간 계속된다는 연구 결과가 이어지고 있다. 아직 효과적인 치료법이 없는 상태에서 코로나 후유증이 새로운 만성질환이 될 수 있다는 우려도 나온다.

전문가들은 그동안 코로나 감염 후유증을 극복하기 위하여 고군분투해 왔지만 아직도 뚜렷한 치료제가 없어 증상에 따라 진단만 하고 있는 실정이다. 원인이 완전히 규명되지 않았기에 치료법 또한 아직까지 요원한 실정이기 때문이다.

이럴 때 일수록 올바른 정보와 전문인의 조언에 귀를 기울일 필요가 있다. 여과되지 않은 채 범람하는 무수한 정보를 무차별적으로 수용하기보다, 정제된 정보를 취사선택하는 바람직한 것이다.

〈코로나 후유증 증상 치료 사례집〉은 시시각각으로 제공되는 외국의 코로나 관련 사례들을 집대성하여 코로나 증상을 호소하는 환자들에 대한 조기 치료에 필요한 정보를 제공하기 위하여 집필하였다. 이 책은 코로나 감염 후유증 사례, 코로나 감염증 사례, 코로나 감염후유증 치료-건강관리 사례 등 3개 파트로 구성하였고 코로나바이러스 감염증 치료 환자에게 나타나는 다양한 유형의 후유증과 증상, 치료법 등

최근 발표된 코로나 관련 외국의 사례들을 소개한다.

일부 의료 전문가들은 코로나 확진자 중 상당수가 가볍지 않은 후유증을 호소하는데 제때 치료받지 못하면 신체적·정신적 장애로 평생 고생할 수도 있다는 진단을 내놓기도 한다. 후유증 관련 연구와 함께 체계적인 환자 관리 가이드라인 마련이 시급한 이유일 것이다.

JY 메디컨텐츠는 코로나 바이러스가 처음 불거진 2019년 12월부터 일본 미국 영국 등 보건의료기관 및 건강의학 연구소에서 발표하는 세계 각국의 코로나 바이러스 감염 정보들을 수집하여 분석하였고, 우리에게 적합한 코로나 예방 및 치료 사례들을 정리하기 시작하였다.

〈코로나 후유증 증상 치료 사례집〉을 시작으로, 향후 JY 메디컨텐츠는 호흡 구강 케어, 비강 향기 케어, 목욕 온천 케어, 사우나 케어, 음식 케어, 한방 케어, 운동 케어, 명상 요가 케어, 수면 케어, 성생활 케어, 피부 미용 케어, 그린 케어, 주거생활 케어, 정신 심리 케어 등 구체적인 코로나 후유증 전문 도서를 순차적으로 발간할 계획이다.

올바른 정보를 바탕으로 코로나19 후유증에서도, 신속하게 벗어날 수 있는 날이 앞당겨지길 기대한다.

2022년 5월
JY메디컨텐츠 연구원 일동

# 차 례

## PART 2 코로나 감염증 사례



## PART 3 코로나 감염후유증 치료 & 건강관리 사례

LONG COVID

코로나 후유증 증상 치료 사례집

# 01. 코로나 감염 후유증 사례

> 델타 바이러스에서 오미크론 바이러스로 "교체"는 왜 일어나는가?
> 그것은 이미 환자를 석권하고 있는 델타 바이러스보다
> 오미크론 바이러스가 2가지에서 감염력이
> 강한 것으로 설명할 수 있다.

# PART 01

# 코로나 감염 후유증 사례

1

# 코로나 후유증 - 국민병 & 국난병

일본 도쿄도 세타가야구에서는 지난 3월 28일 제2회 신형 코로나 바이러스 감염증·후유증 실태 조사를 발표하였다. 세타가야구에서 발표한 코로나 후유증 사례에서 중요한 5개의 핵심 사항은 다음과 같다.

1. 코로나 양성 확인자 과반수가 초기에는 폐렴 증상이 없었던 사람에게도 코로나 후유증 나왔다.

2. 바이러스 돌연변이에 의한 코로나 후유증은 중증화되는 경향이 확인되었다.

3. 남성보다 여성에게서 코로나 후유증이 많이 나오는 경향을 볼 수 있다.

4. 이러한 경향은 이미 개인에게 증상이 나오는 것뿐만 아니라 사

회 전체에 '코로나 압센티즘(코로나 감염과 후유증으로 인해 직원이 결근하여 생산성이 저하하는 현상)' 및 '코로나 프레젠티즘(직장에 출근은 했지만 후유증으로 컨디션이 엉망이라 업무 성과가 현저하게 떨어지는 현상)' 형태로 기업 손실 등 사회 경제적인 피해를 준다.

5. 한국에서 3월 들어 1일 60만 명이 넘는 양성 확인자 수를 기록한 '스텔스 오미크론 변이 바이러스'에 의한 (일본에서도) '7파' '8파'의 감염 폭발이 발생했을 경우, 정부나 지자체는 후생 질병적인 실태 파악에 그치지 않고 노동 경제적인 코로나 피해 현상을 파악해서 종합적인 대책을 세워 갈 필요가 있다.

고베시와 도쿄 세타가야구의 후유증 조사 결과를 비교하면서 일본의 한 언론에서는 주목할 만한 보도를 내놓았다. 효고현 고베시가 신형 코로나 바이러스 감염증 후유증 조사 결과를 발표한 것이다.

고베시 조사는 작년 2021년 4월 중에 시에서 확인된 감염자를 대상으로 설문지 우편과 인터넷으로 앙케트를 실시해 38%에 해당하는 1621명으로부터 회답을 얻었다고 한다. 이중 코로나 후유증이 나왔다고 대답한 사람은 48%에 달했다는 것. 구체적인 증상으로는 '권태감'이 56%로 가장 많고, 이어 '근력 저하', '기침', '숨 가쁨'

이 이어지고 있다. 이러한 조사는 매우 귀중하다. 종래 후생 노동성이 실시하고 있는 조사는, 폐렴 증상이 중증 이상이었던 사람을 대상으로 하는 것이었다.

급성기에 폐렴 증상이 전혀 나오지 않았던 사람과 경증 양성인 시민을 조사한 예는, 세타가야구의 제1기 조사 이외에는 존재하지 않았기 때문이다.

세타가야구의 제1기 조사는 2020년 2월 코로나 유행 최초부터 2021년 4월 15일까지, 약 1년 2개월 기간에 양성으로 판명된 사람 8959명을 대상으로 실시했으므로, 2021년 4월에 조사한 고베시 조사는 세타가야구의 제1기 조사 말미의 시기와 겹치고 있어 결과를 비교할 수 있어 유용하다. 세타가야구 조사 결과가 미각장애, 후각장애 등 돌연변이 전 코로나 바이러스(우한 바이러스) 증상을 보이고 있는 것에 비해, 고베시 조사 결과는 알파 돌연변이(영국 바이러스) 특징을 나타내고 있다.

세타가야구 제2기 조사는 2021년 4월 16일부터 9월 30일까지 세타가야구가 확인한 신형 코로나 바이러스 PCR 검사로 양성이 확인된 18553명을 대상으로 실시했다.

전체적으로 보면 우한 바이러스 후유증에 가까운 결과를 얻을 수 있고, 고베시 결과와는 세부사항이 다르다. 그러나 전체의 약 절반, 즉 "두 사람 중 한 명은 후유증이 나온다"라는 기본 메시지는 완전히 일치한다.

## 왜 변이 바이러스로 후유증 악화되는가?

세타가야구 조사 결과에서는 2020년 2월~2021년 4월 15일 우한 바이러스 이행기보다 2021년 4월 16일부터 9월 30일까지 알파 변이 바이러스 이행기가 후유증 발병률이 높다고 확인되었다.

구체적으로 말하면, 전체 평균으로 48.1% 후유증 발병률이었던 것이 54.2%로 약 6% 증가, 특히 여성은 제2기 조사에서 62.2%, 3명 중 2명은 후유증이 나왔고, 세대별로 보면 10대 20대 젊은 층, 30대 40대 사회적 핵심 세대에게 현저하게 악화 현상이 보였다. 세타가야구 보건소 데이터가 아니라, 도쿄대학 팀에서 실시한, 보다 세세한 다변량 해석, 코러스폰던스 분석에 의한, 연령대 마다 후유증 악화 경향의 해석 결과를 보여준다.

## 그런데 왜 변이 바이러스가 악화시키는 것일까?

델타 바이러스에서 오미크론 바이러스로 "교체"는 왜 일어나는가?

그것은 이미 환자를 석권하고 있는 델타 바이러스보다 오미크론 바이러스가 2가지에서 감염력이 강한 것으로 설명할 수 있다.

첫 번째, "감염력"은 오미크론 바이러스 자체가 세포에 침입하는 힘이 강하다.

그러나, 아무리 오미크론이 강한 힘으로 감염시킬 수 있다고 해도, 환자가 빨리 코로나를 백신으로 치료하거나, 혹은 SARS(중증 급성 호흡기 증후군)와 같이 사망률이 현저하게 높으면 바이러스는 확장할 수 없다. 돌연변이에 감염돼도, 그것이 감염자가 곳곳에서 왕성하게 전파하지 않으면, 신형 바이러스는 폭넓게 확장할 수 없다.

두 번째, "감염력"은 경미한 증상 환자가 많이 걸려 여러 사람에게 전파시키면 크게 효력을 발휘하는 것이다.

급성기에 증상이 가벼운 변이 바이러스가 2차적, 3차적으로 감염되는 사람 수가 늘어난다. 그러므로 변이 바이러스로 '교체'가 진행되는 것이다. 그 결과, 만일 경미한 증상이라도, 많이 걸리면 변이 바이러스의 효력은 길어지고 후유증이 지속하게 되는 유행 현상은 매우 자연스러운 경향으로 이해할 수 있다.

## 코로나 전염병 & 코로나 후유증 - 국민병이 되다, 이것이 바로 국가 재난병이다.

한국은 이미 감염자가 (3월 26일 현재) 1149만 7711명으로 1000만 명을 넘어 5178만 명의 인구에 차지하는 비율은 22%에 달한다. 즉, 한국에서는 5명에 1명이 코로나에 걸린 형태가 되어, 코로나가 완전히 〈국민병〉이 되고 있다.

한국에서 지금 유행하고 있는 것은 '오미크론 BA.2'로 이른바 '오미크론 변종인 스텔스 오미크론'이다. 여기서 '코로나 후유증 발병률' 50%를 감안하면 한국에서는 이미 국민 10명 중 1명은 중장기 코로나 후유증을 지니게 된다. 이것은 바로 〈국난병〉이다. 개인과 국가 모두가 신체적, 경제적으로 힘든 일이다.

2

# 코로나 후유증 상담 건수 증가

오미크론을 주류로 한 6 파는 2022년 2월 초에 피크에 달했지만 조금 늦어서 후유증 상담 건수도 늘고 있는 것 같습니다. 오미크론 코로나 후유증에는 어떤 증상이 있으며, 언제까지 고생해야 하는 것인가?

## 코로나 후유증이란?

신형 코로나에 감염된 사람 중에는, 몇 주~수개월간에 걸쳐 다양한 후유증 증상이 계속되는 경우가 있습니다. 이것을 해외에서는 「LONG COVID」「Post-acute COVID-19 syndrome」등이라고 불리고 있습니다만, 일본 후생 노동성은「이환 후 증상」이라고 호칭해 진료 안내를 작성하고 있다.

일본 국내에서는 「후유증」이라고 불리는 경우가 많기 때문에, 여기에서는 신형 코로나 후유증이라고 하는 표현을 사용한다. 왜 신형 코로나에 감염된 후 후유증이 일어나는지, 아직 잘 모르지만, 바이러스에 감염된 조직(특히 폐)에 직접적인 장해, 감염에 의해 면역 조절 기능에 영향이 일어나는 것에 의한 염증 지속, 혈액이 굳어지기 쉬운 상태가 계속되는 것에 의한 혈전증, 집중 치료 후 증후군(PICS) 등이 원인이 아닐까 추측되고 있다.

신형 코로나 후유증 증상은 발열이나 기침 등이 있는 급성기부터 이어지는 증상과 경과 도중에 출현하는 증상이 있다.

신형 코로나 후유증으로 보이는 증상에는,

- 호흡기 증상 : 기침, 가래, 호흡곤란, 가슴 통증
- 전신 증상 : 권태감, 관절통, 근육통, 마비
- 정신·신경 증상 : 기억장애, 집중력 저하, 불면증, 두통, 우울증
- 소화기 증상: 설사, 복통
- 탈모
- 가슴 두근거림
- 미각장애 · 후각 장애 등

오사카의 신형 코로나 진찰 상담 센터에 7708건 후유증에 관한 상담에서는, 권태감, 후각 장애, 미각 장애, 기침, 호흡 곤란, 탈모,

두통의 증상이 빈도가 높아지고 있다.

## 신형 코로나 후유증 빈도는?

신형 코로나 후유증은 얼마나 자주 볼 수 있을까요?

다양한 보고가 있지만, 영국에서 50만 명 이상 주민을 대상으로 한 신형 코로나 후유증에 관한 대규모 조사에서는, 신형 코로나에 감염되어 어떠한 증상이 있던 사람 중, 37.7%이고 발병으로부터 12 주 당시에도 증상이 계속되었다는 결과였다.

후유증은 특히

- 여성
- 고령자
- 코로나가 중증이었던 사람
- 흡연자
- 비만인 사람에게서 보이고 있다.

고령자, 중증이었던 사람이 후유증이 많은 것은 사실이지만, 오사카의 후유증 상담 사례 내역에서는, 50대 이하 세대가 전체 80%를 차지하고 있다. 이것은 젊은 세대에서는 중증화되는 사람은 적지만, 감염자의 모수가 매우 많기 때문이라고 추정된다. 특히 젊은 세대에서는 후각장애·미각장애 후유증으로 고생하고 있는 분이 많은 것으로 나타났다.

## 오미크론에서도 후유증은 일어나는가?

현재 주류가 되고 있는 오미크론에서도 후유증이 보일 수 있다. 오사카의 후유증 상담 건수는 지금까지 감염자 피크로부터 조금 늦게 증가하고 있지만, 제6파 후에도 상담 건수가 증가하고 있다.

오미크론을 중심으로 한 제6파에서는 백신 접종의 영향도 있어 중증화하는 사람의 비율이 감소했기 때문에 후유증이 일어나는 빈도도 낮아졌을 가능성이 있지만, 오미크론에 의한 후유증 빈도에 대해서는 아직까지 잘 밝혀지지 않았다.

## 후유증은 언제까지 계속되는가?

일본 내 457명 신형 코로나에서 회복한 사람의 조사에서는, 발병 시 또는 진단 시부터 6개월 경과 시점에서 26.3%, 12개월 경과 시점에서 8.8%의 사람으로 적어도 1개 이상의 증상이 남아 있다고 했다. 즉, 반년 후에도 4명에 1명이, 1년 후에도 11명에 1명이 어떠한 증상에 고생하고 있다는 것이다.

심혈관계 합병증, 관절통 증상, 정자 감소 등 후유증도 신형 코로나에 감염되면 급성기 동안 심장 합병증으로 심근염이나 심근경색이 될 위험이 높아지는 것을 알 수 있다. 그러나, 신형 코로나로부터 회복한 후 장기적인 합병증 리스크에 대해서는 지금까지는 충분히 알지 못했다.

미국 재향군인병원 신형 코로나 환자 및 비감염자를 비교한 임상연구에서는 감염으로부터 1년 후 심혈관계 합병증 리스크는 비감염자와 비교하여

- 뇌경색 1.52배
- 부정맥 1.69배
- 심근염 5.38배
- 심근경색 1.63배
- 폐색전증 2.93배
- 심부정맥혈전증 2.09배가 늘어 높아지고 있는 것이 밝혀졌다.

신형 코로나가 중증이었던 환자가 이러한 합병증 빈도가 높아지고 있지만, 경증이었던 사람이라도 적지 않게 리스크가 높아지고 있다.

스웨덴에서 신형 코로나에 감염된 100만 명과 감염되지 않은 400만 명을 비교한 연구에서도 마찬가지로, 신형 코로나에 감염된 사람은 심부정맥혈전증에서는 발병 후 70일간, 폐색전증에서는 발

병 후 110일까지 출혈은 발병부터 60일까지 합병증 위험이 높아지는 것으로 나타났다. 이와 같이, 감염한 후에도 잠시 심혈관계 합병증이 일어나는 경우가 빈번하다.

이 외에도 후유증으로서 · 입원 환자의 1할이 1년 후에도 관절염이 보였다. · 남성이 감염되면 정자가 감소하고 감염 후 2 개월 동안 배우자가 임신하기 어렵다는 보고도 있다.

## 코로나 후유증이 되지 않기 위해서는

코로나에는 백신이나 치료약을 사용할 수 있어 감염을 막거나 중증화를 막을 수 있게 되었다. 한편으로 코로나 후유증에 대해서는, 왜 일어나는지, 어떻게 하면 막을 것인가, 어떻게 하면 증상이 좋아지는 것인가라는 것을 아직 모른다.

이 후유증은 미국에서도 심각한 문제가 되고 있으며, 바이든 대통령은 후유증 치료나 예방 등에 관한 연구를 가속하도록 지시를 내렸다는 보도가 있다. 일본에서도 후유증 치료와 예방은 해결되어야 할 중요한 문제이다.

현재로서는, 코로나 후유증을 막기 위해서는, 코로나에 감염하지 않는 것, 감염했을 경우도 중증화하지 않는 것이 중요하게 된다.

3

# 코로나 감염병과 후유증 - 증상 격차는 왜 일어나는가?

증상이 없는 사람도, 또는 유리를 삼키는 것과 같은 목통증이 계속되는 사람도 ...

코로나 백신 세 번째 예방 접종이 수행되었습니다. 중증화를 막는 효과도 있다고 하는데, 접종률은 아직 낮습니다. 코로나에 감염돼도 무증상·경증으로 격리 기간을 마치는 사람도 있지만, 꽤 힘들다는 경우도 있습니다. 이런 증상 격차는 왜 나타나는가.

- "아이가 양성으로 다른 가족이 음성이라면 격리 생활이 꽤 어렵다"라고 전화에서 말하는 것은 기사 취재 시 재택 치료 격리자였던 남성(42)의 예를 보면

"5세 차녀가 2월 중반에 발열, 기침이 있었고, 코로나가 의심되어 의사에게 진찰하자 항원 검사로 양성이 되었다. 한때 열은 37도 후반까지 올랐지만 다음날에는 36도로 내려오고 기침도 거의 사라졌다. 동거 가족이 농후 접촉자가 되고 나서 동네 클리닉에서 PCR 검사를 받자 장녀(10)도 양성임을 알았다. 하지만 무증상이었다.

처음에 양성이 된 차녀는 5세이니까 격리할 수 없고, 거실에 딸 전용 공간을 만들고, 여기에서 나오지 말아라,라고 말하였다. 증상은 없어도 보육원에서 교실 폐쇄가 있었기 때문에, 코로나는 어떤 병인지 이해하고 있어, 집안에서도 마스크를 쓰며 생활하고 있다. 장녀가 양성으로 판명되고 나서는 자매를 따로 격리할 필요가 없어졌다. 목욕도 장녀가 함께 하여주기 때문에 살 것 같다. 5세 차녀만이 양성이라면, 목욕은 무리였을지도 모른다. 긴 격리 기간, 아이들에게 있어서, 코로나 양성에도 건강한데 밖으로 나갈 수 없는 것이 가장 어려운 것 같다."

한편, 오미크론은 델타에 비해 '중증화하기 어려움', '경증'으로 불려왔는데 그래도 상당히 힘들다는 경우도 있다. - 이러한 '증상 격차'라고도 할 수 있는 상황이 퍼지고 있다.

「유리를 삼키는 듯한 목 통증이 계속되었다」라고 하는 것은, 지바현 거주 40대 여성.

원래 천식이 있었다. 기침이 나오기 시작했기 때문에 천식이라고 생각해, 동네 의원에서 진찰한 것이 1월 28일. 그때는 이상이 발견되지 않고, 31일에 코로나 음성을 확인해, 천식약을 처방하자 라고 의원을 방문 그래도 의심하여 현에서 실시하는 무료 PCR 검사를 받았다.

2월 1일 밤에 양성 통지를 받았다. 다음 2일 그날 밤부터 고열이 나오고, "기침이 심하고 머리가 깨질 정도였다. 관절통과 한기로 잘 수 없어 보건소로부터 오는 건강 관찰 전화에서도 목 통증을 호소했지만, 3~5일 정도 지나야 치료합니다 라는 말뿐이었다. 그러나 물을 마시는 것도 힘들 정도로 목 통증은 낫지 않고, 고통이 정지된 것은 발병 8일째. 그동안 진통제를 맞을 수 없었다. 아무것도 할 수 없는 상태. 이것이 언제까지 계속될까라고 불안해졌습니다. 한층 더 머리를 괴롭힌 것은 천식약을 어떻게 할까. 코로나 사태에서 지난 2년간 호흡기 내과를 진찰할 수 없어 약이 없다.

보건소에 "온라인 진찰을 할 수 있는 의료기관을 찾아 처방전을 내주고 약을 보내달라고" 했지만 컨디션이 나쁜 가운데에서는 진찰을 할 수 없었다. 재택 요양 기간이 끝나는 12일이 되어도 기침이 심해서 외출할 수 없고, 병원에서 천식약을 받은 것은 17일. 기침만으로는 요양 기간은 연장되지 않는다. 약을 받을 때까지 일에 복귀할 수 없었습니다. 지금도 기침은 멈추지 않고, 천식 치료는 계속

중이다."

## 증상 격차는 증상이 나오는 기간 차이도 있다

장남 9세→40대 부부→차남 7세 순으로 양성이 판명된 것은, 나가노현 거주 4명 가족.

"아이들 2명은 2일 정도 고열이 나온 후 회복했지만, 백신 2회 접종을 끝낸 성인 2명은 증상이 1주일 정도 계속되었다. 오로지 관절통과 한기로 잠을 잘 수 없어, 지금까지 걸린 적이 없는 고통스러운 감각이었습니다.(남편)" 부부는 텔레 워크, 가사일, 아이 돌봄에 힘들었다. 의료기관이나 보건소 사람에 대해서는 감사 생각밖에 없지만, 재택 치료 바쁜 가운데서, 보건소로부터 매일 걸려오는 건강 관찰 전화마저 스트레스였다고 한다.

## 후유증 리스크 증가. 이러한 증상 격차의 원인...

도쿄도 보건 의료 공사 에바라 병원 이비인후과 기무라 유리카 의장에 의하면, 우선 경증이라고 해도 증상은 사람 각각으로, 「경증=괴롭지 않다」는 없다고 한다.

코로나 중증도는 호흡 곤란 등 호흡기 증상과 혈액 중 산소 포화도를 지표로 하고 있으며, 신체 증상에서는 상당히 중증이지만, 코로나 중증도 분류에서는 중증에 해당하지 않는 사람이 적지 않다.

또, 모든 감염자에 대해 오미크론인지 델타인지 검사를 하고 있는 것은 아니고, 델타에 감염하고 있을 가능성도 부정할 수 없다.

2020년 3월부터 후유증 전문 외래를 열고 있는 '히라하타 클리닉'의 히라하타 코이치 원장은 "후유증 진료 현장에서 보면 오미크론은 절대 '감기'가 아니다"라고 지적한다. "목이 아프다 등 코로나 증상이 나오고 2주일 후에는 강한 피로감으로 입원한 10~20대 후유증 환자도 있다. 무증상, 경증이라도 후유증 위험은 있어 오히려 감염력이 강하다. 오미크론에서는 후유증 위험이 더 커지고 있다고 생각된다."(히라 하타 원장) 코로나를 결코 가볍게 여기지 말아야 한다.

# 4

# 코로나 후유증이 일어나는 메커니즘은?

코로나 후유증에는 권태감, 미열, 두통, 호흡 곤란, 장기간 기침, 후각·미각 장애, 탈모, 우울증·기분 침체, 불면, 브레인 포그(사고력 · 집중력 저하) 등 다양한 증상이 있다. 왜 이런 후유증이 일어나는 것일까? 현재 생각되고 있는 후유증 메커니즘에 대해 해설하고 싶습니다. 또한 감염 후 새로 당뇨병을 발병할 위험이 높아진다는 연구가 제시되어 있어 함께 소개한다.

## 신형 코로나 후유증 메커니즘

신형 코로나 후유증 메커니즘은 아직 확실히는 해명되지 않았지만, 바이러스 침입으로 체내에서 발생한 염증이나 신체 여러 곳에 바이러스가 잔존하여 후유증의 원인이 되는 설과 바이러스가 침입하여 전신 미세 혈관 장애로 인해 후유증이 생긴다는 설이 있다. 또 몸을 지키기 위해 몸속에 항체를 많이 만들게 되고, 이것이 자신의 정상적인 세포도 공격하는 자가항체설도 있다.

## 감염 후 당뇨병 발병 위험도

감염된 아이들을 대상으로 한 연구에서 신형 코로나에 걸리면 심각한 당뇨병이 증가한다는 보고가 있었습니다. 이것은 코로나 진료 의사들에게 충격적인 보고였다. 미국 질병 예방관리센터(CDC) 조사에서도 18세 미만 사람이 코로나에 감염되고 1개월 이후에 당뇨병 발병 위험이 높아지는 것으로 나타났다. 신형 코로나 이외 호흡기 감염증에서는 이러한 리스크 증가가 보이지 않았기 때문에, 코로나 바이러스 특유의 후유증이라고 말할 수 있다.

**어른에게는 어떨까? 평균 연령 약 60세 집단을 살펴본 미국의 연구가 있다.**

이에 따르면, 신형 코로나 감염 후 12개월 시점에서 당뇨병 발병 위험이 1.4배로 증가하는 것으로 나타났다. 또한 신형 코로나 중증도가 높을수록 당뇨병 위험이 높아지는 것도 나타났다. 그러나 감염 전에 본래 당뇨병 진단을 받아야 했던 사람이 코로나 사태에서 병원에서 진찰할 수 없어 신형 코로나 감염 계기로 당뇨병이 발병했을 가능성도 있다.

또한 바이러스 감염으로 인해 췌장에서 나오는 인슐린 작용이 일시적으로 약해졌을지도 모른다. 실제로 신형 코로나 진단 때에 새로 당뇨병으로 진단된 사람 40%는 병이 치료된 이후 원래 상태로 회복되는 것으로 나타났다. 코로나를 「높은 비율로 당뇨병을 발병하는 무서운 바이러스」라는 과도한 걱정은 불필요하다고 생각하지만, 코로나 감염이 당뇨병을 발병하는 원인이 될 수 있는 것은 확실하다.

## 신형 코로나 치료 후 운동은 효과적?

운동 습관이 있는 사람은 신형 코로나 중증도가 낮아지고, 신형 코로나 감염과 관계없이 운동하는 습관을 생활에 도입하는 것이 좋을 것이다. 만약 신형 코로나에서 당뇨병이 발병해도 그 후 운동 요법에 의해 병이 개선될 수 있다는 견해가 있다.

또, 후생노동성의 「코로나 치료 후 증상 관리」에 있어서도, 유산소 운동, 호흡 요법, 하지 근력 증강, 밸런스 연습 등 재활이 추천되고 있습니다. 다만, 체육관에 다니는 등 운동 강도가 높은 행동은 역효과가 나기 때문에 피하고, 무리가 없는 정도 가벼운 운동을 시도 하는 것이 중요하다.

- 운동 때문에 호흡 횟수 증가(30회/분 이상)나 산소 포화도 저하가 보이는 경우는 피한다. 또한 권태감이 보이는 경우에는 강한 운동은 피하고 운동 실시 후에 증상 악화가 없는 것을 확인한다.

# 5

# 코로나 환자 - 50%는 후유증

고베시는 22일 신형 코로나 바이러스 후유증에 관한 조사에서 환자 50%가 '증상이 있다'라고 응답했다고 발표했다.

몸의 나른함(권태감)과 숨이 차다(호흡 곤란) 등으로 회복까지 1개월 이상이 걸린 사람이 절반 이상으로 나타났다. 반년 이상 증상이 계속되는 사람이 적지 않고, 환자 대부분이 후유증에 시달리고 있는 실태가 부각되었다.

조사는 주로 코로나 알파 바이러스에 의한 제4파 감염자 중 지난해 4월 중 감염된 4276명이 대상. 지난해 12월~올해 1월에 앙케트 형식으로 실시해 1608명으로부터 유효 응답을 얻었다.

## 후유증의 유무 48%가 「있다」라고 회답

연령별로는 60대가 58%로 최다로, 70대가 56%, 50대가 53%로 이어졌다. 10대는 38%, 20대는 41%로, 젊은층보다 시니어 세대가 후유증에 시달리고 있었다.

증상으로 가장 많았던 것이 나른함(권태감)으로 56%. 근력 저하나 기침, 호흡하기 어려움은 모두 36%. 미각장애는 32%였다.

회복까지 기간에는, 권태감, 근력 저하, 답답함, 미각 장애가 모두 「31일 이상」 환자가 절반을 넘었다. 이 가운데 근력 저하는 약 40%, 나른함과 답답함은 약 30%가 "지금도 계속"이라고 답하고 있다. 감염 제6파에서는 오미크론이 맹위를 흔들고 있는 것을 근거로, 동시는 올가을에도 다시, 후유증 조사를 할 예정이다.

신형 코로나 바이러스 환자 진료를 계속하면서, 텔레비전 등에서 의료 현장의 소리를 전하는 우츠노미야시 인터파크 쿠라치 호흡기내과 쿠라모치 원장이 후유증으로 고통 받는 가족의 실례를 꼽고 "코로나 후유증 진료 체제도 필요합니다. 코로나를 단순히 인플루엔자와 비교는 할 수 없고, 경시하면 안 된다!"라고 지적했다.

쿠라모치 원장은 "코로나에 8명 가족으로 전원 감염하고 감염 후 1개월이 지나도 5명이 후유증으로 고통받고 있습니다"라고 소개해 "코로나 후유증은 병태를 확실히 파악하고 검사를 제대로 하여 적절한 치료를 함으로써 개선의 방향으로 향합니다"라고 호소했다.

## 후유증 사례와 치료법

신형 코로나 바이러스 감염자가 계속 확대하는 가운데, 후유증이 발병하는 사람도 계속 증가하고 있습니다. 오미크론에 의한 폭발적인 감염 확대 이후, 후쿠오카 후유증 외래에는 어떤 변화가 일어나고 있었다. 신형 코로나바이러스 후유증 외래를 시작한 후쿠오카시 하카타구의 클리닉이다. 지금까지 미각·후각 장애나 권태감 등에 시달리는 환자 230명 치료를 해 왔다.

오미크론의 영향으로 올해 들어 감염자가 급증한 "제6파"에서는 중증자는 적지만, 감염력이 강해 가정 내 감염이 잇따랐다. 후쿠오카 시내에 사는 40대 부부는 1월부터 2월에 걸쳐, 10세 딸과 6세 아들을 포함한, 가족 4명 전원이 감염되었다. 한 달 이상이 지나면서 부부는 각각 증상이 다른 후유증에 시달리고 있다.

남편(40대) "몸이 권태감 때문에 느슨해져 온다. 일을 하고 있어도, 저녁에는 힘이 없어 느슨해져 옵니다. 일을 하는 의욕이 없어지며 접객업이지만 고객과 말하는 것도 솔직히 자꾸자꾸 힘들어 온다. 어떻게든 회사에는 나가고 있지만, 감염 1주일 후부터 나른함이 계속되고 있다."

한편, 아내는 증상이 다르다. 아내(40대) "후각이, 아직 전혀 돌아오지 않았기 때문에, 요리를 좀처럼 만들 수 없고 밥을 먹어도 전혀 맛을 알 수 없다. 세제라든지 강한 냄새는 맡기 때문에, 강한 냄새를 맡으면 안심한다. 커피 냄새를 맡고 있다. 하지만, 섬세한 냄새는 전혀 모른다."

후각이 돌아오지 않고 정신적으로도 부담을 강요받는 날들이고 감염 때는 부부 모두 경증이었다. 후유증 외래로 환자를 치료하는 의사는 다음과 같은 변화를 느끼고 있다고 한다.

이마이 원장 "오미크론에 감염된 후 후유증으로 진찰받는 사람이 증가하고 있다. 지금까지는 혼자 받는 진찰이 많았지만, 가족이 전염되는 증상이 나와 가족 전체를 진찰하는 패턴도 분명히 늘었다. 올해 27명 새로운 후유증 환자 중 30%가 가족 전체로 진찰하고 있다." 이 클리닉에서는 대부분이 후유증 환자 목 안쪽에 염증이 있었기 때문에 그 염증을 억제하는 치료를 실시하고 있다.절반 이상 환자가 약 1개월 만에 후유증 개선 효과가 보인다고 한다.

중학생의 부모와 자녀가 후유증 외래를 방문했다. 상담 내용이다.

의사 : "공부할 수 있습니까."

중학생 : "공부, 전혀 할 수 없습니다."

의사 : "전혀 할 수 없어, 공부 내용이 머리에 들어오지 않는가."

중학생 : "들어오지 않습니다."

감염된 후쿠오카 시내 중학생은, 감염했을 때는 열이나 두통 증상이 있었지만, 발증으로부터 2주간 정도 지나고, 이전과 비교해, 기억력이나 집중력 저하를 느끼게 되었다고 호소한다.

중학생 : "교과서를 보고 있을 때, 단어를 기억하려고 하지만, 기억할 수 없는 경우가 있다."

4 사람 중 1명은, 반년 후에도 어떠한 후유증이 남아 있었다고 하는 것이다. 아직 후유증의 명확한 메커니즘은 알지 못하며, 또 감염되었을 때는 경증이라도 후유증은 발병할 가능성이 있다.

의사 : "(후유증 발병 후는) 무리하게 일을 하는 것이나, 집중해서 무언가 작업을 하는 것은 피한다. 가족이나 주위 분이나, 학교 분들도, 후유증 환자를 배려해 주었으면 한다. (발병 후에는) 무리를 하지 않는다. 무리를 하면 반드시 후유증이 길어지기 때문에 반드시 휴식이 필요하다"라고 호소한다.

6

# 권태감, 사고력 저하, 기침…

코로나 바이러스 오미크론 감염자가 감소 경향에 있는 가운데, 경증이나 무증상이었던 환자의 심각한 코로나 후유증이 꼬리를 잡고 있다. 기침이나 권태감 등이 계속된다는 호소와 근력 저하로 좀처럼 힘을 쓰지 못해 자리에 누워있는 상태가 끊임없이 되는 경우도 보고된다. 종래 바이러스보다 단기간에 증상 악화에 이르는 특징도 보이며, 진료 현장은 큰 위기감을 안고 있다.

사이타마현 50대 여성은 기침과 목 통증이 나타나 코로나 양성으로 판명되었다. 점차 후두부와 목, 늑골 하부에도 둔한 통증을 느끼게 되었고, 일어나는 것도 힘들고, 통증 치료약과 감기약을 마시고 지냈다. 10일간 자택 요양 후에 직장 복귀를 완수했지만, 발병으로부터 1개월이 지나도 기침이 계속되고, 어깨에서 등에 걸쳐 근육통 같은 통증도 사라지지 않는다.

일이 바빠지면 기침이나 비말 침이 나오는 양이 늘어난 것도 걱정된다. 의식적으로 수면 시간을 확보하는 등 컨디션 관리에 노력하고 있지만, 체력 부진은 좀처럼 개선되지 않는다. 지인 가운데도 감염 후, "몹시 사고력 떨어진다." "식욕이 없다"라고 말하는 사람도 있다. "이전 몸 상태로 돌아갈 수 있을까?" 여자는 걱정을 안 할 수 없다.

코로나 후유증 외래를 여는 '히라하타 클리닉'(도쿄도 시부야구)에서는 제6파 피크를 지난 2월 하순부터 외래 환자가 늘기 시작해 많은 날에는 100명 가까이를 진료한다. 온라인을 포함해 아침부터 다음 날 아침까지 대응해도 수십 명은 진찰을 못하는 날들이 이어지고 있다. 환자의 중심은 30대이며, 10대나 10세 이하 아이도 있다.

오미크론 감염의 영향으로 보이는 환자 약 130명을 분석한 결과, 약 80~90%가 '권태감', '사고력 저하', '기분 침체', '두통'이 있다고 응답. 가장 심각하다고 할 수 있는 것은 한 주에 절반 이상을 누워서 보내는 권태감 환자로 49명(1월 1일~이달 6일)에 이른다. 기침 (약 70%)의 증상에서는 천식 상태와 같은 환자도 많다.

발병으로부터 24일 정도(분석 환자 중앙값)로 이 상태까지 진행하는 증상 악화 속도는 종래 바이러스보다 2주일 정도 빠르다고 한다.

히라하타 코이치 원장은 "요양 기간을 짧게 하여, 무리하게 일이나 공부 지연을 되찾으려고 노력하면 단번에 악화될 수 있다"라고 설명한다.

오미크론은 감염돼도 중증화하기 어렵다고 하지만, "감염자가 많은 만큼 후유증이 되는 사람도 늘어날 우려가 있다"라고 염려한다.

코로나 후유증은 근본적인 치료법이 확립되어 있지 않아 대중요법이 중심이 된다. 권태감이 지속적인 상태가 되면, 치료 요양이 장기간에 이르기도 하고, 일할 수 없게 되거나, 학교에 갈 수 없게 되는 환자도 많은 상황이다.

"코로나 오미크론에 감염되어 경증이나 무증상으로 끝나도 후유증으로 일상이 빼앗길 수 있는 우려가 있다. - 이것이 대세이다. - 감염 방어의 손을 결코 이완시키지 않으면 좋겠다". 히라 하타 씨는 호소하고 있다.

## 최다는 "권태감" 3개월 후에도 절반 "개선되지 않아

도쿄도 신형 코로나 바이러스 전문가 회의에서는 신규 감염자 수가 7일간 평균은 전회 8,093명에서 6,123명으로 감소했지만, 아직 제5파 피크의 1.3배로 데이터가 나타났다.

발생 경로별로 보면 가정 내 감염이 70.2%, 고령자 시설이나 학교 등 시설 내 감염이 18.8%, 직장에서의 감염 4.4%이다. 연령별로는 10세 미만 감염자가 전체 20%를 차지해 4주간 연속해 전 연령층에서 가장 높은 비율이 되고 있다. 감염력이 강한 스텔스 오미크론이 PCR 중 38·5%까지 늘고 있는 것이 연말 전후 사람 이동 등에 의한 리바운드에 대한 경계감도 나타났다.

## 의료 제공 체제 경계도는 인하

"상당히 논의는 길게 했지만, 의료 체제는 꽤 빨간색에 가깝지만 오렌지색으로 보고 있습니다." 국립국제의료연구센터 대곡 귀부 국제 감염센터장은 경계도 인하에는 찬성과 반대 의견이 평행으로 나뉘었다는 것을 밝혔다.

## 후유증 최다는 '권태감'

"감염 후 꽤 많은 사람이 후유증을 가지게 되는 것을 우려하고 있습니다. 증상으로는 권태감, 호흡 곤란, 두통 순으로 많아 전체 65%가 2개 이상 증상을 호소하고, 전체 11%가 4개 이상 증상을 호소하고 있다"라고 한다. 또한 후유증이 나오는 시기는 발병 후 2주 미만이 약 54%, 발병 후 2주 이상 경과 후 약 46%였다.

## 3개월 후에도 절반이 "개선하지 않고"

개선 시기에 대해서는 발병 후 3개월이 지나도 절반이 개선되지 않았다고 한다. 또한 코로나 요양 종료부터 신체에 힘이 없어지는 상태가 이어진 50대 남성 등 증상이 좀처럼 개선되지 않는 경우나, 신경장애, 두통, 근육통 증상이 심해져 전문 의료기관에 입원한 20대 남성 등 코로나 요양 종료 후에 중증화 현상이 출현한 경우도 있다.

가래 좌장은 "코로나 발병 시부터 1~2개월 이상 증상이 계속되는 등, 후유증이 의심되는 경우는, 무리한 활동은 피하고 의료 기관이나 「코로나 후유증 상담 창구」등에 상담을"라고 호소했다.

## 방심하면 지금까지 노력이 순식간에 사라져...

"여러분의 노력이 순식간에 사라져 버리는 일이 없도록" 도쿄도 코이케 지사는, 앞으로도 기본적 감염 예방 대책을 계속하도록 다시 호소했다. 한국 등 해외뿐만 아니라 중점 조치 해제 후에 도시에 야간 체류 인구가 급격히 증가한 여러 지자체에서 이미 유행이 현저하다는 점에서 도쿄도에서는 "언제 다시 유행해도 이상하지 않다."라고 말했다.

## "기침·인후통 언제 끝나나"…격리 해제 후 후유증

신형 코로나바이러스 후유증 환자 약 200명을 분석한 결과, 절반 가까이가 발병 후 2주일 이상 경과한 후 후유증이 나타난 것이 도쿄도의 조사·조언기관 「도쿄 감염증 대책 센터(도쿄 iCDC)」의 분석으로 알았다. 기침이나 발열로부터 회복해도, 그 후에 다른 증상으로 고통받는 환자 실태가 부각되었다.

지난해 5월~올해 1월 도립·공사병원을 진찰한 후유증 환자 230명을 분석했다. 후유증의 발병 시기를 알 수 있는 213명 중 46명이 코로나 발병으로부터 2주일 후~1개월 미만 사이에 후유증이 출현했다. 1개월~3개월 미만이 40명, 3개월 이상이 지난 후 발병도 11명이었다. 당초 코로나 증상은 전원 회복하고 있었다고 한다. 후유증 증상(복수 응답)에서 가장 많았던 것은 '권태감' 93명. '숨가쁨' 44명, '두통' 38명, '후각 장애' 37명, '기침' 33명이 이어졌다.

# 7

# 대상포진 환자가 급증
## - 3회째 접종 남성(20대)의 경우

코로나 유행에서 대상포진 환자가 급증했다고 합니다. 도대체 왜 일까요?

긴키대학 의학부 피부 과학 교실 오츠카 아츠시 주임 교수

“내가 긴키대학에서 환자를 진찰하는 동안 작년 봄부터 여름에 걸쳐, 대상포진 환자가 매우 많이 늘어난 현상이 있습니다. 대략 1.5배 ~2배 정도 환자를 진찰한 것입니다."

코로나 사태인 지금, 대상포진 경계가 필요하다고 경종이 울린다.

오츠카 아츠시 주임 교수

"대상포진은 고령자가 기본적으로 걸리기 쉽기 때문에 50대 이상 사람이 많습니다만 20대에서도 진찰받는 사람이 있어 그것은 코로나 유행 이전과는 다른 변화입니다. 코로나 유행에 스트레스가 늘어 대상포진이 발병할 가능성 중에 하나입니다." 스트레스와 피로, 면역력 저하 등으로 대상포진을 발병한다고 합니다. 또, 신형 코로나 백신 3회째 접종 후에 대상포진이 나왔다고 하는 경우도 있습니다.

대상포진 발병한 남성(20대)

“처음에는 등이 가려울 뿐이라고 생각하였고 또, 등이어서 스스로 볼 수 없어 벌레 물린 것 같아서 내버려 두었습니다. 3일 정도 지나고 나서 지인에게 등을 보여주니, ‘벌레 물린 것 같지 않다’라고 말해서, 확실히 그때, 물집이 크게 생기는 현상과 범위도 넓게 퍼지고 있었습니다.” 남성은 곧바로 병원에서 진찰을 받고. 대상포진으로 진단되어 항바이러스약을 처방받았고, 그 후 가려움 외에 두통이나 발열 증상이 나왔다고 한다.

대상포진 발병한 남성(20대)

“코로나 백신을 맞고 나서 10일 지난 후에 병이 심해져 의원도 2곳을 가보고, 최초 발병하고 나서 월요일에 진찰한 의원과, 열이 나온 날에 진찰한 의원, 2곳 모두 '코로나 백신 접종 후에 대상포진이 나온 사람이 몇 명 있다.'라고 말했습니다."

오오츠카 주임 교수는 신형 코로나 백신과 대상포진 발병의 직접적인 관계는 모르고 있다고 하는데, 접종 후에는 주의가 필요하다고 말한다.

오츠카 아츠시 주임 교수

"코로나 백신을 맞으면 헤르페스 바이러스가 활성화된다는 논문이 나오고 있습니다. 코로나 백신 접종자 10%정도에게서 헤르페스 바이러스 활성화가 있었다고 하는 보고도 있습니다. 그러나 대상포진은 치료약도 있고, 후유증도 거의 없게 치료가 가능합니다. 코로나는 치료약이 거의 나오지 않고, 후유증 문제도 있으므로, 밸런스를 생각하면, 코로나 백신을 확실히 접종해 주었으면 합니다. 그리고, 대상포진 환자 수가 늘어나는 50대 이상에는, 대상포진 백신 접종도 검토해 주었으면 합니다."

8

# 코로나 후유증 영향 - 코로나 바이러스, 뇌에 이상 분명히 있다

신형 코로나바이러스에 감염되면 뇌에 부정적 변화가 일어날 가능성이 있음이 영국 의학 연구에서 밝혀졌다. 영국 옥스포드 연구팀은 코로나 감염 전후 MRI(자기 공명 단층 촬영) 이미지에 상당한 차이를 발견했다. 코로나 경증의 경우에도 뇌 전체 크기가 약간 줄어들고 후각과 기억과 관련된 부분에 회백질이 감소했다고 한다.

연구자들은 이러한 변화가 영구적인지를 모르지만 뇌는 회복될 수 있다고 강조한다. 이번 연구는 학술지 「Nature」에 게재된 것이다.

연구를 주도한 영국 옥스퍼드대학 웰컴 통합 신경 이미지 센터의 그웨넬 두오 교수는 "우리는 주로 코로나 경증 증상에 대해 연구하고 있었기 때문에 환자와 비감염자를 비교했을 때 뇌에 약간의 차이가 있지만 실제로 일어난 일과 뇌의 변화 정도를 볼 수 있었던 것은 꽤 의외였다"라고 말했다.

영국 UK 바이오 뱅크 계획에서는, 15년에 걸쳐 50만 명의 건강 상태를 추적 조사해 왔다. 그래서 코로나 유행 전 스캔 이미지 기록도 남아 있습니다. 따라서 신형 코로나 바이러스가 건강에 어떤 장기적인 영향을 미치는지 연구할 수 있는 귀중한 기회를 얻고 있다.

연구팀에서는, 바이오 뱅크의 대상자에 대해서 아래와 같이 조사를 실시했다.

- 신형 코로나 바이러스에 감염된 401명에 대해서, 감염으로부터 평균 4개월 반 후에 MRI 검사를 실시했다.
- COVID-19에 감염되어 있지 않은 384명에 대해서도, 마찬가지로 MRI 검사를 실시한 그 결과, 아래 현상이 밝혀졌다고 한다.
- COVID-19에 감염된 대상자의 뇌 전체 크기는 0.2~2% 수축하고 있었다.
- 뇌의 〈후각〉을 잡는 영역이나, 〈기억〉에 관한 영역의 회백질이 감소하고 있었다.
- 최근에 신형 코로나 바이러스 증상이 회복한 사람도 복잡한 지능 테스트를 해내는데 조금 고생하고 있었다. 그러나, 이 변화

는 원래로 되돌릴 수 있는 것인지 어떤지, 또 정말로 심신 건강이나 쾌적한 생활이 뇌 회복에 영향을 주는 변화인지는 아직 모르고 있다.

두오 교수는 “우선 뇌가 자기 치유력을 가진다는 것을 염두에 두어야 한다. 때때로 감염에 의한 유해한 것이 치료와 요양으로 회복될 가능성은 충분히 있다"라고 지적한다.

뇌의 회백질 감소는 특히 뇌의 후각 영역에서 두드러졌다. 그러나, 바이러스가 이 영역을 직접 공격하는지, 아니면 신형 바이러스 감염자가 후각을 잃은 것으로 후각 영역이 사용되지 않게 된 후, 세포가 사멸하는지는 불분명하다. 또한, 새로운 바이러스의 모든 돌연변이가 이러한 손상을 일으키는지도 알려지지 않았다.

이 스캔 조사는 원래 신형 코로나 바이러스 알파가 유행하고 후각과 미각 상실이 주요 증상이었을 때 실시되었다. 그러나 최근 들어 오미크론에 감염된 사람에게서는 미각·후각 상실 보고는 극적으로 줄어들고 있다.

UK 바이오 뱅크 주임 연구자로 근무하는 나오미 알렌 교수는 “이번 연구에 의해 신형 코로나 바이러스 감염이 인지 기능이나

“브레인 포그(뇌의 안개)”라고 불리는 증상과 뇌의 다른 영역에 미치는 영향에 대한 많은 질문이 제시되고 그 결과 다른 연구자가 추적 조사할 수 있게 되었다. 특히 이러한 영향을 줄이는 최선의 방법을 찾는 연구에 집중할 수 있다"라고 말했다. 유니버시티 칼리지 런던 신경학 연구소 데이비드 웰링 교수는 COVID-19 이외의 건강 관련 습관이 이번 연구가 뇌에서 보이는 변화에 기여하고 있을 가능성이 있다고 지적한다.

## 후각을 되찾는 훈련을, 어떤 감염자의 체험

폴라 토탈로 씨는, 2020년 3월에 신형 바이러스에 감염했을 때, 후각을 잃었다. "냄새를 못 맡을 때는 진공 상태 속에서 살아있는 것 같았습니다. 정말로 세계에서 분리되어 있는 것 같았습니다"라고 토탈로 씨는 BBC 뉴스에 말했다.

토탈로 씨는 그 후, 미각이나 후각을 잃은 사람 지원을 실시하고 있는 자선 단체에 연락을 취해 후각 훈련을 시작했다.“훈련으로 무엇을 하는가 하면, 하루에 2회, 정기적으로, 거의 믿음과 같이, 많은 것의 냄새를 맡고, 코로 충분히 흡입하고 나서, 무슨 냄새를 맡았는지를 생각하는 것이었습니다. 그렇게, 밖의 세계에 있는 것과 자신의 뇌와 생각에 있는 것을 연결해 후각 훈련해 갑니다.” 토탈로 씨는 현재, 후각 기능 대부분을 되찾았다. 그러나 지금도, 냄새를 정확히 구분하는 것에는 고생한다고 한다. “후각이 돌아온 것은 기쁘지만 완쾌되지 않은 것은 불안합니다. 그런 복잡한 기분입니다”

9

# 코로나 후유증 현상과 곤경 - 브레인 포그 사례로 살핌

신형 코로나바이러스 후유증으로 여겨지는 기억장애나 집중력 저하가 심각해져 취업이 어려워지는 경우가 나오고 있다. 바이러스가 뇌에 손상을 주어 '브레인 포그'라고 불리며, 이 후유증은 아직 치료법이 확립되어 있지 않기 때문에 후유증 환자는 장기적인 휴업이나 실업을 초래해 경제적 곤경에 처하기도 한다.

"지금까지 할 수 있었던 것을 할 수 없게 되었다." 지난해 4월에 코로나에 감염되어 지금도 후유증으로 고민하는 후쿠오카시 직장인 여성(40)은 눈물을 흘리며 호소했다. 이 여성은 코로나는 경증으로 2021년 4월 골든 워크 연휴 전에 일단 직장으로 복귀. 그러나 후유증으로 권태감이 이어져 5월 말까지 휴직하기로 했다. 이변을 깨달은 것은 그 무렵. 직장에서 정기적으로 받는 자격 관련 통신 강좌를 받다 보면 문장이 머리에 들어오지 않고 교재 페이지를 넘기기 전 앞의 내용을 잊어버렸다. 텔레비전 드라마 줄거리도 도중에 모르게 되기도 했다.

지난해 6월 다시 직장으로 복귀했지만 상담 창구에서 고객과 상담을 하면 무슨 말인지 혼란스럽고 또 상사의 지시를 잊어버리는 것이 늘었다. 그래서 사람과 이야기하는 것이 무서워지고, 사내 스트레스 체크를 해보니 「우울 상태」에 이르렀다. 10월에 다시 휴직해, 후유증 치료를 실시하고 있는 후쿠오카시 「미라이 클리닉」에서 진찰하고 브레인 포그 증상으로 통보를 받았다. 휴직으로 수입은 30% 정도 줄어들고 앞으로도 휴직이 길어지면 수입은 더 줄어든다. 여성은 "언제쯤이면 회복되어 코로나에 걸리기 전과 같은 생활을 할 수 있을까"라고 불안하게 말한다.

정부가 지난해 2월까지 환자 525명을 추적 조사한 결과, 코로나 양성 진단에서 반년 만에 브레인 포그로 사고력과 집중력 저하를 호소하는 사람이 11%에 이르고 미각 장애(9%), 후각 장애(7%) 보다 높았다.

도쿄도 세타가야구가 12월에 정리한 조사에서도 응답한 6289명 중 14%는 '집중력 저하', 6%는 '기억장애'가 요양이 끝난 시점에 후유증이 남아 있었다. 「미라이 클리닉」에서는, 작년 2월 이후, 약 220명을 진찰. 이 중 50%가 브레인 포그로 보이는 증상이 있었다. 평균 연령은 36세. 산책 중에 길을 잃는 등 심각한 내용도 있었다. 브레인 포그를 호소한 사람의 30%가 일을 휴직, 퇴직하고 있었다고 한다.

국립정신·신경 의료연구센터 신경연구소 야마무라 타카시 특임 연구부장에 의하면, "브레인 포그는 일반적인 검사에 의한 진단이 어려워, 현재는 진찰 의사도 증상이나 치료법에 대한 충분한 지식이 알려져 있지 않습니다. 아직도 치료를 받는 환자는 많다"라고 말한다.

## 코로나 후유증 치료비는 - 자기 부담

후유증이 생기면 경제적인 부담도 생긴다. 코로나는 「지정 감염증」으로 감염 중에 받는 치료는 국가에서 지원비로 행해지지만, 코로나 후유증에 관해서는 다른 질병과 같이 자기 부담으로 치료해야 한다. 정규사원이나 공무원은 건강보험에서 상병 수당이 나오지만, 파트 타임 등 '비정규' 경우는 받을 수 없는 경우도 있다. 자영업자들이 가입하는 국민건강보험에서는 후유증에서 상병 수당은 지급되지 않는다.

코로나 후유증 외래 진찰을 지난해 1월에 개설한 세인트 마리안나 의과대 병원(가와사키시)에서는 의료 소셜 워커가 응한 상담의 90%가 코로나 후유증으로 업무에 지장을 주어 휴직 등 일에 관한 것이었다. 이 병원 의료 소셜 워커인 쿠와하라 노리오 씨(45)는 "사회적 약한 입장의 사람일수록 지원에서 멀어지고 있다. 정부와 행정 기관의 종합적인 지원 - 충실과 주지가 필요하다"라고 한다.

10

# 코로나 후유증 - 냄새 NO 뇌손상

미국 연구팀은 신형 코로나 환자의 "후각 장애"에 관한 연구 결과를 발표했다. 신형 코로나바이러스 감염증의 독특한 증상 중 하나는 '냄새를 느낄 수 없다'라는 것이다. 신형 코로나 환자의 '후각장애'는 감기에 걸렸을 때처럼 코가 막혀 있지 않아도 나타난다. 다행히 대부분 환자는 며칠이 지나면 정상으로 회복됩니다. 그러나 지속적인 후각장애(hyposmia)나 자극성 이후증(parosmia) 증상이 나타나는 환자도 전체 12%를 넘는다고 한다. "이상 후각"은 "실제로는 냄새가 없는데 냄새를 느낀다"라는 증상이다.

뉴욕대학 그로스만 의학부의 과학자들이 실시한 이러한 연구 결과 논문이 지난 2일(현지시간) 미의학 저널 '셀' 온라인 판에 게재되었다.

이 연구팀은 검사 과정에서 채취한 23명의 후각 조직과 골든 햄스터를 신형 코로나에 감염시켜 분자 수준에서 어떤 일이 일어나는지를 검사했다. 이 실험에서 신형 코로나 환자 대부분에 후각 장애 등 이상한 증상이 장기간 나타나는 이유가 밝혀졌다.

신형 코로나 바이러스가 침입하여 이에 맞서는 면역 반응이 나타나면 후각 수용체 형성에 영향을 미치는 염색체의 DNA 사슬이 활발하게 개방되지 않고 유전자 발현을 자극하는 능력이 감소한다. 그 결과, 연구 대상 모두에게 후각 수용체 형성이 광범위하게 지속적으로 하향 조절되었다. 햄스터에 있어서는 이러한 현상이 짧게 나타난 후 원래대로 돌아갔지만 인간의 후각 조직은 그렇지 않았다.

이것은 신형 코로나 환자 경우 염색체의 유전자 발현 제어가 오랫동안 혼란스럽다는 것을 시사한다. "또한 신형 코로나 바이러스가 없어진 후에도 후각 수용체가 되돌아오는 것을 방해하는 "세포핵 기억(nuclear memory)"의 유형에 의한 가능성이 있다"라고 과학자들은 추정했다. 또한 연구자들은 비강 후각 뉴런이 뇌의 민감한 영역과 많이 연결되어 있음을 주목했다. 비강에서 일어난 면역 세포의 반응이 뇌의 감정과 사고 능력에도 영향을 미칠 우려가 있다는 것이다.

이 연구팀은 논문을 통해 "깨지기 쉬운 염색체 사이의 유전적 상호작용에 후각이 의존하고 있다는 인식에는 중요한 의미가 있다"라며 "면역계가 염색체 간의 접촉을 방해하는 방식으로 반응한다. 때때로 후각 유전자 발현이 멈추면 후각 장애는 탄광의 카나리아와 같은 역할을 하게 된다"라고 강조했다. 이것은 후각 장애가 실제로 어떤 증상으로 나타나는지에 앞서 신형 코로나 바이러스에 의한 뇌 조직의 손상을 알리는 초기 신호가 될 수 있다는 의미이다.

예컨대 미국 메릴랜드대 메건 데밍 교수(바이러스학)는 '네이처'에 "바이러스에 감염된 참가자 4분의 1 이상이 6개월 이상 후각이나 미각 이상을 겪었다"며 "이것이 이번 시험에서 나타난 가장 심각한 위험인 것으로 보이며 계속 주시할 필요가 있다"고 말했다.

이들은 인체유발시험을 통해 얻을 수 있는 과학적, 사회적 이익은 현재로선 약속어음이며, 아직은 손에 쥐지 못한 상태라고 말한다. 이는 코로나 감염 후 수일 만에 전신으로 거의 모든 세포로 퍼져나갈 수 있다는 의미다.

코로나 바이러스는 이렇게 퍼진 뒤 쉽게 사라지지도 않았다고 NIH는 밝혔다. 한 조직에서는 230일이 지난 뒤에도 체내에서 SARS-CoV-2의 리보핵산(RNA)이 검출됐다. 연구진은 "이러한 결과는 SARS-CoV-2가 기도와 폐에 주로 부담을 주지만, 감염 초기에 뇌 상당 부분을 포함한 전신 세포로 전파될 수 있다는 사실을 보여준다"고 말했다.

11

# 코로나 후유증 - '남자 성기 사이즈가 축소'라는 보고가 잇따르다

코로나 감염으로 남자 성기 「사이즈가 축소」라는 보고가 잇따르고 「평생 이대로」라고 의사가 진단하다.

What We Know About COVID and Penis Size as Man Says It Shrunk His Genitals (남성의 말대로 그의 성기를 위축시킨 코로나와 음경 크기에 대해 우리가 아는 것)한 남자는 "약 3.8cm 짧아졌다"라고 고백. - 전문가 조사에서도 수는 많지 않지만, 「고환이나 음경 사이즈 축소」가 보고되고 있다.

신형 코로나 바이러스에 감염된 뒤, "남자 성기 크기가 작아졌다"라고 호소하는 남성이 여러 명 있는 것이 밝혀졌다. 그러나 그러한 사례가 얼마나 많은 수에 올랐는지는 알 수 없다. 이 화제가 주목을 받는 계기가 된 것은 미국 뉴스 미디어 '슬레이트' 팟캐스트의 'How To Do It'(하는 방법)이라는 청취자의 섹스 고민에 대답하는 프로그램으로 2022년 1월 9일에 전달된 에피소드다.

한 남자가 신형 코로나 바이러스에 감염된 뒤 자신의 음경이 '약 1.5인치(약 3.8㎝)' 짧아졌다는 상담을 전했다. 그 남자는 이렇게 말했다. 「아무래도 혈관 손상이 원인인 것 같다. 의사 생각으로는, 평생 이대로 가능성이 높은 것 같다.」라고 말했다는 것이다. 이러한 사례는 그 밖에도 보고되고 있다. 2021년에는 의학지 란셋에서 신형 코로나 바이러스 감염증 증상으로 28일 이상 지속되는 후유증이 확인되었거나 혹은 그렇게 의심되는 3700명 이상 환자를 대상으로 한 조사에 대해 보고되었다.

조사 결과 몸의 여러 부위에서 후유증으로 여겨지는 증상이 200개 이상이나 나타나는 것이 확인되었다. 그중에는, 「남자성기 고환·음경 사이즈 축소」라고 하는 보고도 포함되어 있었다. 그러나 그 비율은 응답자 전체의 10% 미만으로 매우 일부였다.

심각한 ED(발기부전; 음경의 발기가 잘 되지 아니하는 병적 상태) 환자는 음경 크기가 감소합니다. 미국 알바니 의과 대학 비뇨기과 의사로 남성 건강 전문가 찰스 웰리버는 'How To Do It(하는 방법)'에 출연해 신형 코로나 바이러스 감염증과 발기부전(ED) 과의 관련성이 있다 라고 말했다.

발기 부전 자체는 남자 성기의 크기 감소와 관련이 있습니다.

웰리버는 다음과 같이 말했다. “심각한 ED(발기 부전) 남성은 아마 전원, (중략) 사이즈가 다소 축소될 가능성이 높다. 그런 사례를 보고 있다. 특히, 암을 앓고 전립선을 절제해 6주부터 12주간은 전혀 발기하지 않는 경우다. 그 경우는 전원, 페니스 사이즈가 축소하고 있다.”

의료기관 ‘카이저 퍼머넨테(Kaiser Permanente)’ 비뇨기과 의사 애슐리 G 윈터도 ‘How To Do It(하는 방법)’에서 신형 코로나바이러스 감염에 의한 남자성기에 대한 악영향은 혈관 내피 기능 장애와 관련하여 있을지도 모른다고 말했다. 혈관 내피 기능 장애는 혈관 내벽이 손상되어 기능이 저하된 상태를 말한다.

## 혈류에 부정적인 영향으로 발기 부전

이 장애는 남성 발기 부전으로 이어진다. 발기란 원래 혈류 현상이기 때문이다. 윈터는 이렇게 설명한다. “발기하는 것은, 대량의 피가 페니스에 흘러들어 거기에 머물기 때문이다. 페니스 혈관에 영향이 있으면 발기 부전이 된다."

학술지 '월드 저널 오브 맨즈 헬스'에서는 2021년 5월에 신형 코로나 바이러스 감염증과 발기부전에 관한 연구가 발표되었다. 거기에서는 코로나 초기 감염 시부터 장기간이 지나도 남성 음경 내에서 바이러스 흔적이 발견되었다고 결론 내리고 있다. 그리고 바이러스가 페니스 내 혈류에 영향을 미친다는 것은 발기 기능 부전으로 이어질 가능성을 시사했다. 그러나 웰리버는 팟캐스트에서 이러한 경우가 어느 정도 수에 오를지는 확실하지 않다고 말했다. 왜냐하면 무증상 감염자가 상당수 있기 때문에, 신형 코로나 바이러스 남성 감염자 총수가 불분명하기 때문이다.

한편, 2020년에는 한 남성이 신형 코로나 바이러스 감염증에 따라 혈전이 발병한 영향으로 몇 시간이나 발기한 채 지속 발기증이 발병한 사례도 보고되고 있다.

코로나 후유증으로 남성이 ED(발기 부전)가 되는 「우려는 현실적」: 전문가 - 〈신형 코로나 바이러스 후유증은 후각장애, 미각장애나 권태감만이 아니다.〉

후각장애, 미각장애에서 권태감, 탈모까지 신형 코로나 바이러스 후유증은 다양하다. 그중 하나로 남성 발기 장애 (ED)가 발생할 수 있다고 유명한 전염병 전문가 디나 그레이슨 박사는 미국 NBC에 말했다. 전문가들은 지금까지 코로나의 장기적인 후유증 악영향으로 호흡계와 신경계의 합병증을 지적해 왔다. "이 바이러스는 혈관에 문제를 일으키는 것으로 알려져 있다. 그래서 ED(발기부전)를 일으킬 우려는 현실적인 것"이라고 그레이슨 박사는 말한다.

코로나로부터 회복할 수 있어도, 많은 사람에게는 장기간에 걸친 후유증이 남기 쉬워, 때로는 죽음에 이르기도 한다. 그레이슨에 따르면 "감염자가 증가함에 따라 불행히도 장기적인 후유증 악영향이 점점 더 많이 보이게 되었다"라고 말했다. 몇 개월 전에는 중국 과학자들이 신형 코로나에 감염된 남성은 테스토스테론 (남성 호르몬)이 낮은 것을 발견. 성욕을 조절하는 호르몬 수치 감소는 '성적 불능'으로 이어질 수 있다고 결론지었다.

12

# 코로나 후유증 - 환자 되기 쉬운 것은 여성

"생활의 질이 크게 손상된다" 장기간에 걸친 경우도, 코로나 후유증 - 결코 가볍게 보지 말라.

니가타현 의사회 홍보위원회 의사에게 자세하게 들었다.

신형 코로나 후유증 외래가 있는, 니가타현 조에쓰시 니가타 산재 병원에서는 코로나 후유증 센터를 2021년 10월에 개설한 이후, 원장인 이리에 세이지 의사는 코로나 후유증 환자 10대~80대 27명을 진찰해 왔다.

이리에 세이지 원장:

실제로 다양한 증상을 호소하는 환자는 정말 고통을 받고 있다. 어떤 후유증 하나라도 있으면 생활의 질이 크게 손상되어 버린다.

신형 코로나바이러스 환자는 회복 후에도 강한 권태감과 기억장애, 후각·미각장애, 호흡 곤란, 집중력 저하, 탈모 등 후유증에 장기간에 걸쳐 고통받고 있는 실태가 밝혀졌다.

이리에 세이지 원장:

남성 불임 원인이 될 수 있다고 걱정하는 전문가가 많다.

스기야마 모나 아나운서:

오미크론은 경증·무증상이 많다는 것으로 감기나 독감과 동등한 수준으로 생각하는 사람도 많지요.

이리에 세이지 원장:

결정적인 차이는 "무거운 증상으로 고민하는 후유증 우려가 있다"는 것이다.

#. 기억장애 호소도 검사는 "이상 없음" 주위에서 이해하지 못하고 퇴직도 생각, 코로나 증상이 가벼워도 후유증이 되지 않는다는 것은 아니다.

이리에 세이지 원장:

젊은 남자가 전신 권태감과 기억장애를 호소하고 진찰했다. 직장에서 돌아올 때 어디에 차를 세웠는지 기억할 수 없다. 동료나 상사 이름도 곧 기억할 수 없다고 말했다.

그러나, 이리에 원장이 근원을 진찰한 이 남성은 뇌 MRI에는 이상이 없었다. 신형 코로나 후유증은 증상이 있어도 MRI나 X선으로 이상을 알 수 있는 경우가 적고, "기분 탓"이라고 생각되기 쉽다고 한다. 반년이 지나도 증상이 남는 사람의 비율도 많기 때문에 오랫동안 일을 할 수 없어 퇴직까지 생각했다는 보고도 있다.

이리에 의사는 "학교·직장에서 이해와 협력 산업 의사의 올바른 지식, 그리고 행정 지원이 필수적"이라고 지적한다.

이리에 세이지 원장:

사회 전체에 있어서도 노동력이 상실되거나 미래 노동자인 젊은이에게 심한 후유증이 나오면 급성기 코로나 감염증보다 후유증이 사회 전체에 주는 손해가 크다.

## 증가가 예상되는 후유증 환자 "되기 쉬운 것은 여성"

감염으로부터 1~2개월 후에 증상이 나온다고 하는 후유증. 앞으로 오미크론 후유증 환자가 증가할 것으로 예상된다. 후유증이 발생하기 쉬운 것은 분명 여성임을 알게 되었다고 한다.

이리에 세이지 원장:

여성이 발생하기 쉽다는데 이는 여성 호르몬이 영향을 준다고 한다. 후유증 발생은 「중증화해 입원 후에 후유증이 나온 쪽」과 「초기 증상이 비교적 가벼워 자택 요양 후 후유증이 나오는 쪽」 크게 나누어 2개의 타입이 있다.

## 가볍게 취급하는 질병이 아니다. 후유증 예방에도 백신 접종을

니가타 산재 병원에서는 상세한 문진과 전신 진찰을 실시한 뒤, 한약 대중 요법 외에도 2 종류 항히스타민제를 이용하는 등 새로운 치료를 시도하고 있지만, 무엇보다 중요한 것이, 후유증을 발병시키지 않는 것이다. 이 때문에 이리에 의사는 세 번째 백신을 빨리 접종하도록 권고하고 있다.

이리에 세이지 원장:

백신을 맞으면 후유증 우려를 반으로 줄일 수 있다(보고도 있다). 미지의 부분이 남겨진 코로나 바이러스이므로, 결코 가볍게 취급하는 병이 아닌 것은 확실하다.

13

# 코로나 백신 후유증 여성의 증상

몸의 이상 증상은 자신이 모르는 사이에 감염된 신형 코로나 후유증인가. 혹은 백신 후유증이 아닐까 생각한 여성. 3월 25일, 기모미 미하나노도 클리닉이 주 1회, 금요일 오후에 개설하게 된「백신 후유증 외래」를 알고, 이 날 처음으로 진찰했습니다.

여성은 작년 7월에 1회째, 8월에 2회째와 신형 코로나 백신 접종을 2회 받았습니다. 그 후, 올해 들어 1월 중순부터「혀의 저림」이나「미각 이상」을 느끼고, 2월에는 손발 피부의 표면이 벗겨지게 되었다고 하는 것입니다.

• 컨디션 불량을 호소하는 61세 여성

올해에 들어와서 지금까지 자신의 몸이 아닌 것 같은 감각이, 심해졌다. 라고 말했다.

나고야시 나카구의 가나야마 역 앞에 있는 「기모미 미하나노도 클리닉」. 4월 8일 금요일, 여기에 61세 여성이 진찰하러 방문했습니다. 지금 증상은…

• 컨디션 불량을 호소하는 61세 여성

극히 심한 것은, 머리카락이 빠진다. 대량으로 빠지고…, 지금 이 것은 가발입니다 라고 했다.

### 현재, 일반적으로 말해지고 있는 「신형 코로나 백신 후유증」이란

• 나이토 타카시· 의사

"두통, 전신 나태함, 주사 부위를 포함한 몸의 통증을 호소하는 것이 많다."

나이토 타카시 의사에 따르면, 오카야마대학에서 추적 조사 결과 백신 부반응 증상을 호소한 사람 가운데 99%가 1주일 정도 지나면 증상이 사라지고 1개월 증상이 계속된 사람은 1% 이하로 매우 드물었다는 것입니다. 클리닉을 찾은 이 여성은 채혈을 하고 1주일 후에 결과를 기다리게 되었습니다.

• 나이토 타카시· 의사

현시점에서는 코로나 후유증인지 모릅니다. 본인이 백신 부작용이라는 생각을 부정하는 것은 어렵고, 정말로 코로나 백신이 원인일지도 모르기 때문에. 정확히 치료하고 결론을 내고 싶다.

코로나 백신의 부반응이나 후유증에 대해, 나고야시는 3월 25일부터 전용 전화 상담 창구를 설치. 나고야시 신형 코로나 백신 부반응 상담 창구. 토, 일, 공휴일을 제외한 오전 9시~오후 5시에 하는 의료 기관을 소개했습니다.

• 아이치현 오무라 히데아키·지사: 4월 5일 회견

"현 독자적으로 "신형 코로나 백신 부반응 등 진찰비"를 지급한다." 또, 아이치현도 백신 부반응으로 보이는 증상이 나온 사람에게는 「의료비의 반액을 지급한다.」를 결정했습니다.

나이토 의사는 이러한 행정의 대처를 평가하는 것과 동시에 「백신 후유증」으로 보이는 증상이 나온 사람에게는, 이렇게 호소하고 싶다고 말하고 있습니다.

• 나이토 타카시 · 의사

우선은 경과를 관찰하고 살펴보는 것이 중요합니다. 그러나 2주일이 지나고 1개월 지나도 신체 증상이 호전되지 않는 것 같으면 빨리 의료기관을 찾아 진찰해 주시면 좋겠다.

14

# 코로나 후유증, 몸에서 언제까지 - Nature가 공표

코로나 후유증은 '그냥 감기' 수준이 아니었다. 과학지 〈네이처〉가 발표한 논문 내용을 인용한다.

신형 코로나 바이러스에 관한 유명한 과학 저널 "Nature"는 미국 퇴역군인성 데이터 베이스를 바탕으로 COVID-19를 앓고 처음 30일간 생존한 미국 퇴역군인 15만 3760명의 집단 데이터를 대상으로 코로나 발병 후 1년간 후유증에 대해 조사하였다.

이 연구의 결과로는, 감염 후 1년간 후유증 리스크 증가

- 부정맥, 심장 염증, 심근 경색이라고 하는 심장에 관한 질환
- 뇌경색 등 뇌혈관 장애

• 혈전 색전증( 발 혈관이 혈전으로 막히는 병)

이러한 "혈관"과 관련된 병에 걸릴 위험이 상승했다는 것이다.(예를 들어 심근 경색은 심장의 "혈관"이 막히는 질병, 뇌경색은 뇌의 "혈관"이 막히는 질병). 중증도가 높은 사람이 리스크가 상승하는 비율이 높은 경향에 있었지만, 입원할 필요가 없었던 「경증」 사람들에게도 그 리스크는 상승하고 있었다.

원래 신형 코로나는 「ACE2」라고 불리는 수용체에 바이러스의 「스파이크」라고 하는 가시 부분이 결합하는 것은 감염이라고 한다. 그 때문에, 이 ACE2 수용체가 혈관에도 분포하고 있기 때문에 혈관의 염증이나, 혈전이 생기기 쉬워지는 경향이 되는 것은 잘 지적되고 있었습니다. 그리고 '1년간'이라는 감염 후 일정 기간에도 이런 '혈관'에 관련된 질환의 위험이 올라갈 가능성이 시사되었습니다. 그렇다고 해도, 현 단계에서는 두려워할 필요는 없습니다.

• 지금, 우리가 해야 할 일

이 연구에서는 감염 후 30일간을 「생존한」 사람들을 대상으로 행해지고 있다고는 해도, 〈1년간 리스크 증가〉라는 표현이 있습니다. 감염 후 「2개월 후」와 「10개월 후」를 비교했을 경우, 서서히 리스크가 저하해 갈 가능성도 있습니다.

앞으로 1년 이상 길게 10년 단위에서 보았을 때 어떤 평가가 되는지는 아직 모릅니다. 어두운 소식에 두려워할 필요는 없지만, 앞으로 장기적으로 이러한 뇌나 심장 등의 혈관과 관련된 병에 걸릴 위험이 상승할 가능성도 부정할 수 없습니다. 그 경우는, 예를 들면 뇌혈관의 열화에 기인하는 「뇌혈관성 치매」라고 하는 병의 환자 수가 향후 증가하는 일도 있을지도 모릅니다.

그러므로 감염된 사람에게도, 그리고 아직 감염되지 않은 사람에게도 전하고 싶은 것은, 「자신의 혈관을 가능한 한 좋은 상태로 유지하는 대처를 해나가자」입니다. 예를 들어 흡연, 운동 부족, 생활습관병… 이러한 요인에 의해 혈관의 「동맥 경화」가 진행되어, 뇌경색이나 심근 경색 등, 혈관에 관련된 병의 리스크가 상승합니다.

코로나는 물론 무서운데, 분명히 혈관에 손상을 입히는 것으로 입증된 이러한 생활 습관 대책을 수행할 수 있다면 혈관과 관련된 질병의 위험은 낮아집니다. 당연히 "감염하지 않는" 것이 가장 좋습니다. 그러나 현실은 충분한 대책을 취하고 있어도 감염되는 일도 있을 것입니다. 그러므로 지금을 계기로, 흡연, 운동 부족, 생활습관병이라고 하는 「혈관병 리스크」와 마주하고, 일상 생활 습관을 재검토해, 예방 치료에 접하는 계기로 해간다. 이런 긍정적인 생각을 하는 것은 어떻습니까?

이 코로나 사태에서 자신의 몸과 마주하는 것은 필수 시대가 되었습니다. 「어떻게든 감염되지 않는 것」과 한편, 「면역을 키워 스스로 예방할 수 있는 것」도 있습니다. 간단한 대책부터 한 걸음 한 걸음 시작해 갑시다.

## 코로나 감염 후 심장 및 혈관계 질병 위험이 증가할 가능성을 지적 워싱턴대학

신형 코로나 바이러스 감염으로 심장과 혈관 질환 위험이 높아질 가능성을 지적하는 연구 결과가 미국 의학 잡지에 게재되었다. 미국 워싱턴대학은 7일, 퇴역 군인용 병원으로, 과거 3월부터 작년 1월에 신형 코로나에 감염 후 30일 이상 생존한 약 15만 명의 데이터를 사용한 연구 결과를 공개. 중증·경증에 관계없이, 감염 후 1년간에 20종류의 심장이나 혈관계 질환 리스크가 상승하고 있었다. 감염 전의 데이터에 비해 심장 발작은 63%, 뇌졸중은 52%, 심부전에서는 72% 높아졌다. 조사 대상이 주로 퇴역 군인이 백인 남성 때문에 "일반적으로 말하기에는 데이터로서 단점이 있다"고 하면서 경종을 울리고 있다. (ANN 뉴스)

## 코로나 감염자 후유증 - 정신 질환 위험, 경증에서도 상승

신형 코로나바이러스 감염자는 양성 확인부터 1년 후까지 정신질환으로 진단되거나 증상 개선을 위해 약을 처방받을 가능성이 크게 높아진 것으로 확인되었다.

영국 의학 잡지 브리티시 메디컬 저널에 발표된 논문에 따르면 미국 퇴역 군인성의 의료 기록을 분석한 결과 감염된 사람이 그 후 정신 질환 진단을 받을 가능성은 46%, 약 처방 필요 가능성이 86% 상승했다. 또한 질병별로 조사한 결과 진단되는 위험은 우울증이 40%, 불안장애가 35%, 외상후 스트레스장애(PTSD) 등이 30%, 수면장애가 41% 상승했다.

연구팀은 이러한 정신건강에 관한 리스크의 상승은 코로나에 감염되어 중증으로 입원한 사람에게 많이 보였는데, "입원이 필요 없었던 경증인 사람들에게도 명확하게 보였다"고 지적했다. 즉, 감염된 사람의 '대부분'과 관련이 있다고 한다. 연구팀은 또한 계절성 인플루엔자와 신형 코로나 바이러스 이외에 감염되어 입원이 필요한 사람에게도 비슷한 경향이 보이는지 조사했다. 그 결과 정신 질환의 위험은 다른 어떤 환자 그룹에 비해 신형 코로나 바이러스에 감염된 사람들이 높아지고 있었다.

신형 코로나 바이러스에 대한 감염과 정신 질환 발병 위험 사이의 관련성에 대한 정확한 메커니즘은 아직 완전히 명확하지 않습니다. 다만, 「뇌의 염증이나 면역세포의 뇌·중추신경계에의 침입」「심적 고통, 트라우마, 고립 고독이라고 하는 비생물학적 문제」가 그 메카니즘의 일부로 생각되고 있다.

연구팀에 따르면 이번 연구에서는 백신접종과 이러한 경향의 관련성에 대해서는 조사하지 않았다. 또한 관찰 연구이며 이러한 리스크가 상승하는 원인을 특정할 수 없다는 점에 주의가 필요하다. 또, 조사 대상자의 대부분이 백인 고령 남성이기 때문에, 다른 모든 사람에게도 예외없이 적용되는 것은 아닐 가능성도 있다. 그러나 유행성 발병 이후 감염이 정신 건강 문제를 일으키는 것에 대해 이미 여러 개의 연구 결과가 발표되었다.

코로나 감염이 정신건강에 미치는 영향은 문제를 안고 있는 사람들을 지원하는 인적 네트워크가 유행성에 의해 서비스를 축소하고 온라인화가 진행됨에 따라 더욱 확대된 것으로 보인다.

전략적 대응이 불가결 재택근무나 도시봉쇄, 사회적 제약 등, 코로나 유행이 생활에 가져온 변화는 우리 일상생활과 정신건강에 현저한 영향을 주어 새로운 스트레스를 낳았다. 이들은 동시에 지금까지 일상을 파괴하고 기존의 스트레스를 증폭시켰다. 현재까지 신형 코로나 바이러스에 감염되었다고 보고된 것은 세계 인구의 약

5%에 해당하는 약 4억 2000만 명이다. 연구자들은 정신건강 문제에 직면하고 있는 사람의 수가 상당수에 달할 것이라고 지적하고 있다. 게다가 의료제도, 각국 정부, 국제적인 활동조직은 '긴급을 필요로 하는 문제'로 영향을 받는 사람들을 식별하고 치료하기 위한 "전략을 책정하고 실행할 필요가 있다"고 호소하고 있다.

15

# 코로나 오미크론 증상과 델타 후유증 - 조사 발표 (일본)

## 1. 코로나 오미크론과 델타와 "증상 차이" - 도쿄도

전 연령층에 "목 통증" 신형 코로나 오미크론 증상으로 20대, 30대는 - 두통, 인두통, 콧물, 권태감이 높은 경향이 된 것으로 나타났습니다.

도쿄도 코로나 전문가 회의는 숙박 요양자나 자택 요양자의 주된 자각 증상에 대해 델타가 감염 주체였던 작년 2021년 8월과 오미크론이 감염 주체가 된 올해 2022년 1월을 비교 데이터를 공개했습니다.

오미크론은 모든 연령대의 목통증이 증가한 반면, 후각 장애와 미각 장애는 적었다는 것입니다. 또 20대, 30대는 두통, 인두통, 콧물, 권태감이 높은 경향이 되고 있습니다. 발열, 두통, 기침은 델타와 마찬가지로 어느 연령대에서도 높은 경향으로 전문가는 "오미크론은 경증이라고 알려져 있지만, 많은 사람이 어느 연령층에서도 두통이나 발열, 인두통 등 다양한 증상을 호소하고 있다"라고 지적하고 있습니다.

## 2. 코로나 "델타 후유증"에 관한 조사를 정리

감염 확대가 계속되는 가운데, 시즈오카현은 신형 코로나 델타 후유증에 관한 조사를 정리해 공표했습니다.

코로나 감염으로부터 4주 이상이 지나도 두통 등 증상이 남는 사람들이 있는 것을 알았습니다. 시즈오카현이 작년 12월부터 인터넷 실태조사 설문지를 통해 실시하고 있던 신형 코로나 환자 후유증 조사. 지난달 31일까지 149명의 답변이 있었고 22일 그 결과가 공표되었습니다.

건강 복지부 고토 간생 참사 : "어느 정도 코로나 후유증으로 곤란한 분, 이전 몹시 어려운 증상이 있었다고 하는 분들 회답이므로, 의학적으로 보면 전향 조사가 아니고 뒤에 한 조사로. 의학적으로는 정밀도가 높은 것은 아니다 라고 생각합니다. 현 관계자로서 코로나 감염자가 어떤 후유증으로 곤란한 상황이 있었는가를 하는 것을 제일 알고 싶었고 그 대책을 찾는 점에서, 이러한 대상과 방법으로 조사 하였습니다."

이번 조사에 있어서 후유증의 정의는, 「신형 코로나 감염 후, 4주간 이상 증상이 계속되고, 다른 질환에는 증상이 없는 것」이었고 응답이 있었던 149명 중 약 3분의 2는 여성이었다. 연령층으로 보면, 40대가 43명으로 가장 많고, 이어 30대가 37명, 50대가 28명으로, 이 3개의 연령층에서 전체의 약 70%를 차지하고 있습니다.

이번 조사에서는 현재 주류 오미크론 바이러스 환자는 포함되어 있지 않습니다. 제5파까지 주류였던 델타는 발병 시 증상으로 미각·후각장애가 특징이었습니다. 후유증에서도 그 증상에 장기간 고민되는 경우가 많은 것 같습니다. 응답자가 후유증에서 가장 어려운 증상이라고 대답한 것은 후각 장애가 21%로 가장 많았고, 탈모와 미각 장애가 각각 11%, 권태와 답답함이 9%였다.

응답자의 약 3분의 2는 후유증에 의해 일에 영향이 있어, 그중 약 40%가 일의 내용을 바꾸거나, 퇴직이나 휴직을 했다고 합니다. 현재, 현내에서는 17개 의료 기관이 후유증 환자를 진료하고 있다고 공표하고 있어, 현에 의하면, 실제로는 30개 이상의 의료 기관에서 진료한 실적이 있다고 합니다."

건강 복지부 고토 간생 참사 : "향후 발병 시기로부터 반년 후, 1년 후라고 할 때에 추적을 하고, 증상이 있던 쪽이 어떻게 진행되고 있는 것을 계속 지켜볼 생각입니다."

# 16

# 코로나 오미크론 확산과 후유증 피해 증대

## 1. 도시는 약하고 바이러스는 강력하다

도시의 특성 : 도시는 바이러스가 좋아하는 서식처이다.

도쿄도 신형 코로나 바이러스 모니터링 회의에서는 신규 감염자 수의 7일간 평균은 지난 1만 3057명에서 1만 690명에 감소하고, 증가비는 82%로 감소 경향이지만, 이대로는 1주일 후 신규 감염자 수는 8766명과 추계치가 나타났다.

국립국제의료연구센터 대곡 귀부 국제감염센터장은 한층 더 감염이 장기화 뿐만 아니라 환송회, 졸업 파티 등 이벤트에 의한 사람 이동 증가와 오미크론 "BA.2" 이른바 스텔스 오미크론의 영향으로 감염이 재확장될 우려가 있다는 위기감을 보였다.

처음으로 10세 미만 비율이 가장 높아졌다. 연대별로는 10세 미만 19.1%, 10대 12.9%, 20대 13.9%, 30대 16.4%, 40대 16.7%, 50대 9.3%, 60대 4.4%, 70대 3.3%, 80대 2.7%, 90세 이상 1.3%였다. 60대 이상은 평평해진 반면, 10세 미만 감염자 비율이 7주간 연속 상승, 데이터를 잡은 2020년 6월부터 처음으로 10세 미만 비율이 가장 높아졌다. 대곡 국제감염센터장은 어린이도 중증이 확인되고 있으며, 특히 기초질환을 가지는 등 중증화할 위험이 높은 5~11세 어린이에게는 백신 접종 기회를 제공할 것이 바람직하다고 말했다.

## 스텔스 오미크론 '10%'를 넘은 후 급격히 번창

감염력이 강하다고 여겨지는 스텔스 오미크론은 지금까지 도내에서 33건 확인되었고, 그중 29건이 시중 감염이었다고 한다. 이번 주는 2.2%에 머무르고 있는 오미크론이지만, 알파나 델타에서는 10%를 넘었을 때부터 급격하게 대체가 진행된 것을 근거로 도쿄 iCDC 전문가 가래 만부 좌장은, 향후 증가 방법을 더욱 주시하는 생각을 나타냈다.

밤거리의 사람 증가 - 이번 주는 1·3% 미증이지만, 2주 연속으로 증가. 이미 중점 조치 해제가 된 다른 많은 지자체에서는 밤에 사람이 급격히 증가하고 있으며 이에 따라 신규 감염자 수는 '낮아짐'에서 '재증가'가 보인다고 한다. 도쿄도의학종합연구소 사회 건강의학 연구센터 니시다 준지 센터장은 "여기서 야간 체류 인구가 계속 증가하면 신규 감염자 수가 충분히 감소하기 전에 리바운드로 향할 가능성이 높다"라고 경종을 했다.

## 악순환 계속 이어지고 있는 상황이다

「바이러스 유행 계절인 겨울에는 기존 병상 수로 가득가득, 아슬아슬하게 매년 극복하고 있는 느낌입니다」 병상을 차지하는 고령자의 비율이 높아 이 상황이 장기화되면 의료 종사자에 대한 부담도 장기화해 의료 제공 체제가 더욱 긴박하다는 강한 위기감을 보였다.

## 꽤 약하다가 아니고 강력하다.

"오미크론은 강력하다." 코이케 도쿄 도지사는 나라에 대해 해제시 기준 명확화와 4번째 접종 조기 검토를 요구하고 있지만 지금 여기서 감염자 수를 제대로 줄일 수 없다고 하면 다시 사회를 멈추게 되어 버릴지도 모른다.

## 2. 코로나 오미크론 10대 이하 32%… 제6파에서 눈에 띄는 아이의 감염

사람의 특성 : 인간은 바이러스를 이길 면역력이 없어질 정도로 약해졌다.

홋카이도에서도 오미크론 바이러스 곤혹이 퍼지고 있는 것 같습니다. 하코다테시 병원에서 3월 3일부터 어린이를 대상으로 백신 접종이 시작되었습니다. 백신 접종이 긍정 효과나 부정 반응 유무를 모르는 경우가 많아, 보호자로부터 불안하는 소리가 나오고 있습니다.

하코다테시 유카와 내과 의원에서는 3월 3일, 5세부터 11세 이하 아이 10명에, 처음으로 접종했습니다.

접종한 아이(9) :「그렇게 아프지 않아요」

내과 의원 토모요 원장 : "확실히 설명한 후 안심하고 접종 받는 것이 중요합니다."

3월 3일, 홋카이도에서는 신형 코로나 바이러스 환자 10명 사망이 확인되었습니다. 2일 연속 2000명 이상 감염자 확인. 새로운 감염자는 삿포로시에서 1244명, 도카치지방에서 191명 등으로 2305명이 감염 확인되었습니다. 이 중 약 40%가 10대 이하 아이였습니다. 아이 감염을 어떻게 억제해 나갈 것인가. 기대되고 있는 것은 백신 접종입니다만, 4일부터 접종이 시작되는 삿포로에서는 불안한 목소리도 있습니다.

학부모에게 나오는 목소리는

6세 아이 부모(30대) : 【접종시키지 않는다】 "백신을 맞을 예정은 없다. 부정 반응을 모르기 때문에 필요 없다."

5세 아이 부모(30대) : 【접종시키지 않는다】 "효과를 모르기 때문에 받고 싶지 않다. 아니면 왜 안 하는가."

어린이 백신에 대한 자세한 데이터가 갖추어지지 않았기 때문에 판단에 고민하는 가족이 늘고 있는 것 같습니다.

## 제6파에서는 아이 감염 비율이 증가

1월부터 3월 2일까지 코로나 제6파 연대별 감염자입니다.

10대 이하 : 32% / 20~30대 : 29% / 40~50대 : 23% / 60대 이상 : 14% / 그 외 : 2% / 10대 이하 아이 감염 비율이 늘어나고 있는 것입니다.

홋카이도 의료 대학 츠카모토 요시코 교수는 "감염력이 강한 오미크론이 되고 있는 영향에 더해, 올바르게 마스크를 착용할 수 없는 어린이는 감염 대책이 어려운 것이 배경에 있다"라고 분석합니다.

### 향후 본격화하는 5~11세 아이에게 백신 접종

마루야마 소아과 다미 준 원장

**Q** 아이에게 백신 접종 생각은?

(일본 소아 과학회에서는) 기초 질환이 있는 사람에게는 단점보다 장점이 많다. 기초 질환이 있는 분에 대해서는 (접종을) 권해 주세요라고 지침

**Q** 건강한 아이의 접종은?

건강한 아이는 기본적으로 감염돼도 경증으로 끝나고 있지만, 모두가 경증으로 끝나는 것은 아니다. (입원하는 경우도 있다.)

**Q** 부정 반응은?

기본적으로는 어른과 다르지 않다. 접종한 부위에 통증이 오거나, 열이 나거나, 머리가 아프다. 접종 후 며칠은 보호자가 아이 건강을 관찰하는 것이 중요합니다.

"이전에는 고령자나 리스크가 높은 사람과 동거하고 있는 경우는, 아이에게 접종을 추천하고 있었지만, 우선은 기초 질환이 있는

아이가 받는 것이 중요하다고 생각합니다." 삿포로시에서는 3월 4일부터 아이에게 백신 접종이 시작됩니다. 부모가 납득하고 판단할 수 있도록 의사와 행정 설명이 계속 요구되고 있습니다.

### 3. (나고야시) - "백신 후유증" 접종 후에 컨디션 불량의 사람들…

전국 최초 나고야시가 백신 후유증 상담 창구 개설

- 백신의 특성 : 백신은 아직 미완성이다. 백신 후유증이 발생한다. 그럼에도 지금은 최상책이다.

백신 예방 접종 후에 아픔으로 잠자리에 들고 지금까지도 컨디션 불량이 계속되는 여성 :

"백신 접종 후 그날 밤부터 38도 열이 나와…라고, 심장이 아프다고 하는 증상이 나오기 시작했습니다. 한마디로 표현하면, 주먹으로(가슴)를 때리는 느낌이군요." 의사에게 접종 다음날, 심장이 순간 멈춰 버려 생명 위험도 있던 여성의 고백입니다.

이러한, 「백신 후유증」이라고도 할 수 있는 여러 가지 증상으로, 장기간 고민되고 있는 사람이 전국에 있는 가운데, 국가가 인정하는 백신 부정 반응은, 원칙 접종 4시간 이내에 일어난 급성 알레르기 반응에 한정되어, 만성적인 컨디션 불량 등은 포함되지 않습니다. 사실상, 백신 후유증은 없는 것처럼 취급되고 있는 가운데… 나고야시는 상담 창구와 치료 태세 정비를 만들었습니다.

시로부터 협력 요청을 받은 나고야시 의사회.

- 나고야시 의사회 핫토리 타츠야 회장 :

"예방 접종 추진 입장을 취하고 있습니다만, 어제 현재, 87개 의료 기관이 승낙하고, (나고야시) 16구 전부를 관리하고 있습니다. 나고야시 요청에 대해, 이미 나고야시내 90개 가까운 의료 기관이 승낙하여, 백신 후유증 진료 태세를 정돈하고 있는 사실을 밝혔습니다. 그리고 3일 아침… 거기에서 의사회 소속 의료 기관을 소개해, 한층 더 자세한 검사가 필요한 경우는, 나고야시립대학 병원 등, 대형 병원이 대응하는 형태입니다. 자치체로부터 요청을 받고, 백신 후유증에 특화한 대책에 나서는 것은, 전국 의사회에서도 최초 케이스로 보여, 백신 접종 후 원인 불명의 컨디션 불량에 고민하는 사람에게 있어 기쁨이 될 것 같습니다."

### 4. 돌연변이 바이러스 감염과 코로나 후유증과 생활고

신형 코로나 감염자가 오이타현에서 처음 확인되고 나서 2년이 되었습니다. 우리 생활이 변한, 이 2년간 상황이나 각 방면에 영향을 되돌아봅니다.

오이타현에서 처음으로 신형 코로나 감염자가 확인된 것은, 정확히 2년 전 2020년 3월 3일. 그 후 2년 동안 감염자 누계는 2만 4801명이 되었습니다. 종래 바이러스로부터, 알파 바이러스, 델타 바이러스 및 오미크론 바이러스로 변이를 반복하고 있는 바이러스. 돌연변이마다 감염자 수가 증가하고, 현재 제6파에 가장 감염자가 많아지고 있습니다. 또 오이타현에서는 지난 2년간에 105명이 사망하고, 사망자의 평균 연령은 80.3세, 사망률은 0.43%라고 하는 것입니다.

신형 코로나에 농락된 이 2년간, 우리 생활도 변했습니다.

• 시민은 「힘들다. 편하게 (밖에) 나올 수 없다.」「갈 곳이 없다. 그래서 대부분 집에서 식사, 집에서 마시는 것이 늘었다. 밖에서도 놀 수 없다.」
현의 감염 상황을 분석해 온 전문가도 미지의 바이러스와 싸움은 예상외가 많았다고 말합니다.

• 오이타대학 의학부 니시 조노 아키라 교수
"바이러스에 의해 감염력이 이만큼 바뀐 것은 예상외 일이 많았다.
감염 확대 방지에 유효한 백신 접종은, 현재, 3회째 접종이 진행되어 3월 3일 시점에서 접종률은 23%입니다." 전문가들은 추가 속도를 높이고 진행할 필요가 있다고 지적합니다."

• 오이타대학 의학부 니시 조노 아키라 교수

"감염 대책을 하고 있어도 감염력이 강한 바이러스가 나타나면, 거기에 걸려 버리는 것이 이 감염증입니다. 특히 중증화하는 고령자나 리스크가 있는 사람을 지키기 위한 백신을 여러분이 접종을 받는 것이 중요합니다."

한편으로 문제가 되고 있는 것이 코로나 후유증입니다.

• 신형 코로나에 감염된 20대 여성(오이타시 거주)

「오늘 시점에서도 낫지 않다. 계속 두통은 계속되고 있다.」 올해 1월에 감염된 오이타시의 20대 여성입니다. 숙박 요양 시설에서 8일간 있었습니다. 집으로 돌아왔지만 지금도 심한 두통으로 고생하고 있습니다.

• 신형 코로나에 감염된 20대 여성

"아침에 참을 수 없는 정도(머리가) 아프고 병원에서 처방된 약을 마시고, 그날 하루를 극복하고 있습니다. 코로나에 걸려 있을 때보다 지금이 더 괴로워. 이 두통이 무엇으로 일어나고 있는지도 모르고, 언제까지 계속될 것이라고 하는, 평생 두통이 계속되는 것일까 하는 불안도 있습니다."

신형 코로나는 생활고 - 자영업자에게 어두운 그림자는 계속 더 진행되고 있습니다. 특히 관광업은 2022년 1월 현내 숙박객 수는 약 25만 명. 코로나 전 2019년의 65% 정도에 머물고 있습니다.

- 호텔 시라 기쿠 아베 요시로 지배인

「설마 22년도 이런 상태가 계속될까라고 생각했는데, 어떤 상황이라도 호텔이 받아들일 수 있는 태세를 정돈해 나가는 것은 앞으로도 생각해 가면서 진행해 나가고 싶다.」 감염 유행으로부터 2년을 거쳐도 수렴 조짐이 보이지 않는 신형 코로나. 감염 방지 대책이 요구되는 나날은 앞으로도 계속됩니다.

## 5. 제6파 사망자 27명 중 13명 고혈압이나 심혈관 질환

- 시즈오카현 건강 복지부 고토 간생 참사

「고혈압을 포함한 심혈관 질환은 약 50%의 사람이 앓고 있었다」 제6파로 죽은 사람에게는 어떤 경향이 있는 것인가. 현이 사망한 27명의 데이터를 정리했는데, 기초 질환 등이 있는 사람은 27명 중

23명을 차지했습니다. 그중 고혈압과 심혈관 질환이 13명으로 가장 많았고, 그 후 당뇨병과 악성 종양이 많은 것으로 나타났습니다.

「오미크론의 종류를 조사한 결과, BA.2가 분명히 늘어났다」 또, 현은 감염력이 강한 소위 스텔스 오미크론(BA.2)의 감염자가 현에서 2월 하순부터 증가했을 가능성으로 주의를 부르고 있습니다. 3월 4일, 현에서는 새롭게 5건의 클러스터가 발생했습니다. 그중 3건이 고령자 시설로, 어린이원과 장애인 지원 시설이 1건씩입니다. 현 전체의 병상 사용률은 48.4%와 50%를 밑돌고 있습니다.

17

# 코로나 후유증 증상과 치료는 어디서

## 1. 신형 코로나 후유증의 실태

신형 코로나 바이러스 후유증을 전문으로 진료하는 「코로나 애프터 케어 외래」가 오카야마시의 오카야마대학 병원에 개설되어 곧 1년이 된다. 불안과 싸운 후유증 환자의 증언과 현상을 취재했다.

신형 코로나 바이러스 후유증의 주요 5가지 증상
주요 5가지 증상이란… 후유증에 특징도

코로나 애프터케어 외래 40대 여성 환자:
일부 냄새를 느끼지 못하는 것이 있었다. 일어나는 것도, 엄청 노력하지 않으면 몸을 일으킬 수 없었습니다.

오카야마현의 40대 여성:

2021년 8월 말에 신형 코로나 바이러스에 감염되었다. 열이 내려도 후각장애 증상이 이어져 약 1개월 반 후에 코로나 애프터케어 외래를 진찰했다.

오카야마대학 병원 오오츠카 후미오 부병원장 :

환자의 증상으로 1) 상당히 권태감이 강하다. 지치기 쉬워지고, 2) 냄새 · 후각 장애, 그 다음 3) 미각(장애), 그 후에는 4) 탈모, 5) 두통. 이런 것이 주된 5가지 증상이 되는 것이다.

오카야마대학 병원 코로나 애프터케어 외래는 2021년 2월 중순에 개설되어 1월 말까지 200여 명이 진찰했다. 오카야마대학 병원의 부병원장으로, 종합 내과·종합 진료과 오츠카 후미오 교수는, 아직 과학적으로는 분명하지 않지만, 코로나 바이러스에 의해 후유증에도 특징이 있다고 한다.

## 브레인 포그 “뇌 안개” 증상에 특효약 없음… 치료 시간도

오카야마대학 병원 오오츠카 후미오 부병원장:

알파 바이러스(2021년 6월~7월경)가 나오고 나서 소화기계 증상이 나왔다. 배가 이상하다, 설사, 등. 델타 바이러스 후(2021년 8월경~), 브레인 포그(뇌 안개), 집중력 저하, 머리가 정리되지 않는 등 ‘브레인 포그'. 뇌의 안개라고도 한다. 어리석은 듯한 느낌으로 증상으로는 기억장애, 집중력 저하, 두통 등이 있다. 방금 전 여성에게도, 브레인 포그 증상이 보였다.

코로나 애프터케어 외래 40대 여성 환자:

머릿속이 언제나 흔들리고 빙글빙글 돌고 있는 느낌. 처음에는 후유증 자각이 없었다. 그런데 어느 날 일상생활에서 말이 나오기 어렵고 대화 내용이 머리에 들어오지 않는다.

오카야마대학 병원 오오츠카 후미오 부병원장:

(브레인 포그 대처는) 특효약은 없다. 증상을 확인하고, 혈액검사 등으로 숨어 있는 병이 없는지 조사하고, 약을 이용한 후유증 치료에는, 시간이 걸리는 것도 알았다.

1월 중순까지 환자 수 205명 중 치료를 마친 것은 40명. 회복까지 평균 141일, 약 5개월 걸렸다. 그리고 약 70% 환자가 반년이 지나도 증상이 남은 상태라고 한다. 이 여성은 증상이 다스릴 때까지 4개월이 걸렸다.

## 코로나 후유증 - 미지의 병이었지만… 감염 억제와 예방은 계속

코로나 애프터케어 외래 40대 여성 환자:

코로나에 감염되어 주위에 폐를 끼치고 해서 미안하고 후회하는 마음이 가득했다.

자신의 몸을 게을리하고 있어 오랫동안 요양하고 체력이 떨어졌다고 생각했지만, 자신이 브레인 포그인 것을 알고 나서 상황이 바뀌었다고 한다.

코로나 애프터케어 외래 40대 여성 환자 :
그러한 증상(브레인 포그)으로 알고, 자신의 증상을 객관적으로 볼 수 있었다. 일상생활에서 조심하거나 자신 상태를 알고, 지금은 거의 복구되었다고 생각한다.

오카야마대학 병원의 코로나 애프터케어 외래는, 신형 코로나의 발병으로부터 1개월을 지나도 증상이 계속되는 사람을 대상으로 하며 의사의 소개장과 예약이 필요.

오카야마대학 병원 오오츠카 후미오 부병원장 :
후유증 진료를 시작했을 무렵, 환자로부터 "나는 어떻게 될까?" 라는 질문이 많았다. 미지의 병이었지만 어느 정도 경과를 알면 불필요하게 걱정할 필요는 없다. 감염 억제나 예방은 확실히 모두가 계속해 주었으면 한다.

## 2. 코로나 후유증 환자가 진찰 못받음은 절반 어느 의료기관으로 가야 할지를 몰라서 … 후각장애, 탈모, 증상

시즈오카현이 22일 공표한 신형 코로나 바이러스 감염증 후유증에 관한 조사 결과에서는, 진찰하지 못했던 사람의 절반이 어느 의료기관에 가야 하는지를 몰랐기 때문이라고 회답한 것이 밝혀졌다.

현은 이날 현 홈페이지에서 진료할 수 있는 의료기관을 공표했다. 현 건강 복지부의 고토 간생 참사는 "친밀한 의료 기관에서도 진료할 수 있는 체제를 정돈하고 싶다"라고 말했다. 진찰하지 않은 것은 91명으로 응답자 149명의 약 60%를 차지했다. 그중 46명이 진찰을 못한 이유를 "어느 병원에 가야 하는지를 몰랐다"라고 했다.

다만, 현이 공표한 진료 가능한 의료기관은 17곳에 한정되어, 담당자는 「상정하고 있던 것보다는 많이 적다」라고 털어놨다. 현에 응답한 387의 의료기관 중 31개 기관에 진료 경험이 있었지만, 공표를 승낙한 것은 17곳이었다.

후유증이 있는 환자를 진료하는 하마마츠 의과대 부속병원 후루하시 이치키 의사는, 진료할 수 있는 의료기관이 부족한 사정으로서 "증상이 여러 방면에 있어, 명확한 치료법이 없는 것도 선뜻 승낙하지 못하는 이유의 하나일 것이다."라고 지적.

이 병원은 환자의 증상에 따라 각 진료과가 대응하는 체제를 갖추고 있다고 한다. 환자가 의료기관에 쉽게 접근할 수 있도록 하기 위해 후루하시 의사는 "기존처럼 첫 창구는 의사가 맡고 증상에 따라 전문 진료과에 연결하는 체제가 좋은 것은 아니다"라고 생각했다.

응답자의 절반은 델타 바이러스가 유행한 제5파의 지난해 8월에 양성이 판명. 가장 힘든 증상은 후각·미각 장애와 탈모가 많았다. 권태감이나 기분 저하, 수면 기억 장애 등은 증상 개선이 부족하고, 40%가 증상이 계속되고 있다고 했다. 고토 참사는 "해외에서는 백신 접종으로 후유증이 가벼워지거나 나오기 어렵다는 데이터도 있다. 현은 조사를 계속해, 오미크론 감염자의 후유증 데이터도 모은다.

# 18

# 코로나 후유증 증상과 케어 클리닉 실태

## 코로나 후유증 히로시마 사례

코로나 후유증 흡연이나 비만에 나타나기 쉽고 권태감이 최다

신형 코로나 바이러스 감염자 중, 흡연자나 비만인 사람에게 후유증이 나기 쉬운 것이 25일, 히로시마현 조사에서 알았다. 증상(복수응답)에서는 권태감이 52%로 가장 많았다.

조사는 작년 12월, 현에서 작년 10월까지 감염한 사람으로부터 추출한 2025명을 대상으로 실시. 954명(47%)에서 답변을 얻었다. 이에 따르면 감염 증상이 요양 해제 후에도 4주간 이상 지속되거나, 요양 해제 후 4주일 이내에 발생한 증상이 4주간 이상 지속되는 것은 전체의 34%에 해당하는 326명.

비흡연자가 후유증이 나온 것은 33%였지만, 흡연자 중 담배를 하

루 21개 이상 피우는 사람은 60%로 거의 두 배로 했다. 20개 이하에서도 43%로 많았다. 후유증이 나온 비율을 체격별로 보면 비만이 43%, 보통이 33%, 저체중이 19%. 백신 접종의 차이로는, 미접종은 36%였지만, 2회 접종으로 25%로 내렸다.

감염 시에 증상이 강할수록 후유증이 남는 비율이 높고, 무증상이었던 사람도 5%는 그 후에 증상이 나타났다. 증상(복수응답)에서는 권태감(52%)이 가장 많았고, 호흡 곤란(33%), 후각장애(28%), 미각장애(25%) 등이 이어졌다. 연령별 후유증이 나온 비율은 50대가 54%, 40대가 52% 30대와 60대 이상이 30%대였다.

신형 코로나에 감염되어 요양 기간이 끝난 후에 호흡 곤란과 권태감이 계속되고 있는 쪽이 있습니다. 신형 코로나 후유증으로 보이는 증상에는 그 밖에 어떤 증상이 있는 것일까요?

## 신형 코로나 후유증으로 보이는 주된 증상

2021년 12월, 히로시마현에서 신형 코로나에 감염된 분을 대상으로, 앙케트 조사를 실시했습니다. 그중에서 신형 코로나 후유증으로 보이는 주요 증상에 대해 자세히 소개합니다.

【권태감(52%)】

· 가장 많이 보이는 증상

· 특히 40대 이상 환자에게서 많이 볼 수 있어 고령일수록 지속 기간이 긴 경향.

· 「진료의 안내」에 의하면, 호흡 기능이나 운동 능력과 관련되어 있는 경우도 있어, 호흡 재활이 효과적으로 되고 있습니다.

【호흡 곤란 숨이 끊어지면서 답답함(33%)】

· 3개월 후에도 약 80%가 개선되지 않은 등 지속기간이 긴 증상.

· 「진료 안내」에 의하면, 명확하게 감염 시 중증도에 의존한다고 되어 있습니다.

· 악화 경향에 있는 경우는 조기에 의사와 상담하는 것이 중요.

【미각장애·후각장애(25%)】

· 30대 이하 분에게 많이 보이는 증상.

· 후각장애는 반년 이내에 개선되는 경우가 많습니다.

· 「진료의 안내」에 의하면, 미각장애는 후각장애를 수반하는 경우가 많아, 후각장애로 맛을 못 느끼는 장애도 발생하고 있다고 되어 있습니다.

【탈모(24%)】

· 4분의 1이 증상이 보였고 여성이 많은 증상.

· 지속 기간이 길고, 반년 정도부터 서서히 개선이 보입니다.

【집중력 저하(22%)】

· 중추 신경계 증상으로, 브레인 포그(뇌의 안개)라고 불리는, 머리가 멍해 보이는 증상도 보입니다.

· 「진료의 안내」에 의하면, 권태감도 같이 발생하는 경우가 많다고 되어 있습니다.

【기침(20%)】

· 호흡기 증상 중에서는, 호흡 곤란

· 숨쉬기 어려움에 이어 빈도가 높은 증상.

· 「진료 안내」에 의하면, 3~6개월 이상 지속하는 경우는, 전문의에 의한 진단이 필요하고 있습니다.

## 코로나 후유증 & 백신 후유증 - 케어 클리닉 실태

신형 코로나에 감염되어 요양 기간이 끝난 후에도 권태감이나 두통 등이 남는 이른바 코로나 후유증으로 보이는 증상에 고민하는 환자가 있습니다. 이러한 환자를 치료하는 미야기현의 클리닉의 이야기를 들으면, 치료 현장에서는 어떤 변화가 일어나고 있다고 합니다.

작년 3월에 신형 코로나에 감염된 센다이시 50대 여성.

경증이었습니다만, 그 후 3개월간에 걸쳐, 후유증으로 보이는 증상에 괴로웠습니다.

50대 여성(센다이시)

「당시는 예를 들면 10미터 걷기가 힘들고 30분 이상 움직일 수 없다」 이것은 당시 증상을 기록한 일기입니다.

50대 여성(센다이시) 일기

"피로와 다리 아픔, 그러한 증상은 줄어가는 것은 없고, 점점 빈도가 늘어나고, 괴로운 상황이 되고 있었다" 병원에서 진찰을 받았습니다. 그러나 신형 코로나와 증상과의 관련성은 발견되지 않고 「기분의 문제」라고 지적이었습니다.

점점 증상이 악화되는 가운데 여성은 도내 「코로나 후유증 전문외래」 온라인 진료를 진찰. 거기서 처음으로, 「중증화 코로나 후유증」이라고 진단받았습니다. 와카바야시구 클리닉에 통원. 코로나 후유증 증상이 맞는다고 합니다. 여성이 다니는 클리닉에는 코로나 후유증으로 보이는 증상을 호소하는 환자가 지금까지 20명 정도 방문했습니다.

백신 후유증. 그리고 지금, 몇몇 이변이….

호리다 슈 원장

"코로나 후유증 환자 이상으로 백신 예방접종 후 컨디션 불량 사람(백신 후유증)이 많다" 찾아오는 사람은 40명 정도입니다.

실제로 이 클리닉으로 치료를 받고 있는 20대 여성.

작년 9월에 백신을 접종한 후, 권태감이나 두통이 계속되어 지금도 일을 쉬고 있습니다.

20대 여성(센다이시)

백신 접종 후 어째서 이런 증상이 계속되고 있는 것일까가 제일 크고, 처음은 자신도 스스로 의심한다고 할까 진짜는 괜찮지 않을까라고 생각했지만, 조금씩 건강을 회복되어서, 그때는 몸이 이상했다 접종한 병원이나 행정 전용 창구에도 상담했지만, 명확한 진단은 얻을 수 없었습니다.

「백신이 나쁘다고 말할 생각도 없고, 백신이 도움이 되고 있는 것도 확실하다고 생각하지만, (백신 부작용에 대해서) 좀 더 스스로가 조사하는 것도 소중하다고 생각합니다.

일본 후생 노동성에 의하면, 작년 2월부터 올해 1월까지 2억 회의 접종 중, 접종 후 부작용 의심으로 보고된 것은 약 3만 건. 그중 중증화한 것은 6400건 정도입니다. 다만, 호리다 의사는 백신 접종 후에 컨디션 불량을 호소하는 환자에게는 코로나 후유증 환자와 마찬가지로 코와 목 어느 부분이 염증으로 울혈하는 증상이 보인다고 지적. 약을 바른 전용 면봉으로 울혈한 부분을 문지르는 치료로, 일정한 치료 효과가 나오고 있다고 합니다만 증상이 다방면에 걸치는 것이 치료의 어려움입니다.

호리다 슈 원장

"치료는 몇몇 전문 분야로 나누어져 있어 어렵다. 우리도 코로나 후유증, 백신 후유증 전문 병원이 아니기 때문에 환자가 오면 우리가 할 수 있는 한도안에서 일을 할 수밖에 없다."

코로나 후유증으로 고민하는 분들의 현황을 전했습니다만, 도호쿠 의과 약과대학 병원의 엔도 교수는 백신 접종에 대해, 「백신 부작용이 계속되어, 악화하는 후유증도 일부 보고되고 있는 것도 사실」이고 또 한 편으로 백신 접종은 발병 예방, 중증화 억제 이 두 가지 이점을 강조합니다. 특히 오미크론에 대해서도 중증화 예방 효과는 높다고 여겨지고, 현장에서도 코로나로 인한 심한 폐렴 환자는 "백신 미접종자"의 비율이 높다는 것입니다. 엔도 교수는 "장점, 단점을 모두 이해할 필요는 있지만, 현시점에서는 장점이 크다고 생각해도 좋다"라고 합니다.

19

# 코로나 후유증 난민이란 신종 코로나 감염자 30%가 고생하는?

궁금한 소식을 알기 쉽게 전해드리는 코너. 오늘의 주제는 〈코로나 후유증 난민〉입니다.

코로나에 감염되어 일단 치료는 끝났지만 그 후에도 분명히 몸 상태가 이상하다고 하는 사람이 있습니다. 그러나 그것이 코로나 바이러스 영향인지 어떻게 대처해야 할지 몰라 불안한 나날을 보내고 있는 사람을 〈코로나 후유증 난민〉이라고 말합니다. 아직 코로나 후유증에 대한 이해가 진전되지 않고 있는 가운데 이 같은 후유증 난민이 늘고 있다고 의사들은 지적하고 있습니다.

히로시마시 의사회 상임 이사·미카미 유이치로 원장

"코로나 오미크론이 발병한지 아직 얼마 안됐기 때문에 어떤 후유증이 있을지는 사실 아직 확실치 않아요. 후유증 증상들이 다양합니다. 기침이 난다든가, 머리가 아프다든가, 그런 내과적인 것뿐만 아니라, 예를 들면 계속 냄새가 나지 않는다는 이비인후과적인 것, 혹은 탈모예요, 그런 피부과적인 것.” 사람에 따라 여러 가지 증상이 있다고 합니다만 이 밖에도, ‘음식 맛을 전혀 모르겠고 무엇을 마셔도 물 같다’ ‘튀김에서 가솔린과 같은 냄새가 나서 먹을 수 없다’ ‘드라이어를 사용하는 것도 힘들다’ ‘잠을 잘 수 없다’ ‘온몸이 아프다’ ‘머리카락이 쑥 빠졌다’라는 등, 어쨌든 심한 증상이 나타나고 있습니다. 어떤 증상이 나타날지 모르는 것이 신경이 쓰입니다. 이러한 증상이 장기간에 걸쳐 계속되는 사람도 있다는 것이 유이치로 원장은 코로나 후유증 이것이 코로나가 무서운 것이라고 지적합니다.

히로시마시 의사회 상임 이사·미카미 유이치로 원장

“코로나는 감기와 같잖아, 독감과 같잖아,” 특히 젊은 사람들이 그렇게 생각하지만 그렇지 않아요. 후유증이 있거든요. 그러니까 계속 힘들어하는 그런 증상이 생기는 것입니다. 후유증이라는 것을 생각해도, 이 코로나와 인플루엔자(유행성 감기)는 전혀 다른 것입니다. 인플루엔자는 후유증이 없으니까, 그렇지만 코로나 경우는 후유증이 있어요. 많은 분이 그래서 계속 괴로워하게 된다, 이점이 결정적으로 인플루엔자와 다른 점이군요."

3월 8일 현재, 히로시마현의 신형 코로나 감염자는 누계 7만 9천 명을 초과했습니다. 히로시마현 조사에 의하면, 그중 30% 이상이 입원이나 요양을 끝내도 어떠한 후유증으로 고생하고 있다고 합니다. 이 데이터를 단순히 적용시켜도 현에서 무려 2만 3천 명이 어떤 후유증에 시달렸을 가능성이 있습니다. 후유증이 오래가면 심각한 상태에 빠지는 경우도 있다고 합니다.

히로시마시 의사회 상임 이사·미카미 유이치로 원장

가장 곤란한 것은 정신적인 거죠. 후유증으로 정신이 약해져 버리는 상황, 예를 들어 사고력이 저하된다든가, 집중력이 저하된다든가, 항상 머리에 안개가 낀 것 같은 상태가 되는 분도 있습니다. 정신적인 일이란 굉장히 심각하고, 실제로 그것으로 목숨을 끊을 만한 분도 계시거든요. 심신이 다급해지다. 증상이 길어지면 한층 더 궁지에 몰리는 일도 많다. 이러한 사태를 막는 제일의 방법은, 코로나에 감염되지 않는 것!입니다만, 후유증 대응에 이해를 깊게 하는 것도 중요합니다. 이러한 가운데, 히로시마시 의사회는 후유증 치료에 대응하고 있는 시내 의료 기관 정보를 공표하고 있습니다. 히로시마시에서는, 약 130개소 의료 기관이 후유증 치료에 적극적으로 대응하고 있습니다.

후유증인지 아닌지 모르는 사람 상담에도 응해 주실 수 있습니까?

“맞아요. 뭐가 후유증인지 모른다고 하시는 분들도 많을 거예요. 불안하면 상담을 받아보세요. 오늘 소개한 대처는 히로시마시 의사회 독자적인 것으로 향후, 현 전체에 퍼지는 것을 기대합니다.”

## 늘어나는 신형 코로나 후유증 미각 이상이나 호흡 곤란 등 -

“감염 전에 없었던 증상이 계속되면 빨리 진찰을” 신형 코로나 새로운 감염자 수는 감소 경향이지만, 오미크론에 감염된 후 “후유증”으로 보이는 증상을 호소하는 사람이 증가하고 있습니다.

국립국제의료연구센터의 조사에서는 작년까지 감염자 457명 중 감염으로부터 반년이 지나도 어떠한 증상이 계속된다고 대답한 사람 비율은 「4명에 1명」 26.3%라고 합니다.

나고야시 나카구에 있는 「기모미 미하나노도 클리닉 가나야마 역앞」 클리닉. 3월 4일, 30대의 여성이 진찰을 받으러 왔습니다.

### 기모미 미하나노도 클리닉, 나이토 타카시 의사

(코로나 후유증에는) 후각장애 · 미각장애 · 탈모 · 권태감 · 호흡 곤란 · 긴 기침. 그리고 미열이 많이 보이는 증상 등이 나오고 있습니다.

이 클리닉에서는 작년 11월에, 신형 코로나 「후유증 외래 진찰」을 개설. 2월 한 달 동안 약 50명이 진찰을 받으러 왔다고 합니다.

기모미 미하나노도 클리닉 나이토 타카시 의사

"1월 하순 정도부터, 오미크론 유행에 따라 후유증을 호소하는 사람이 매우 늘고 있는 것이 현상 작년 11월을 1로 하면 3배부터 5배 환자 수입니다."

나고야시에 사는 40대 여성은 작년 9월, 코로나 바이러스에 감염 환자.

의사 : 「그 후, 상태는 어때요?」

환자 : 「통근할 수 없어, 지금은 휴직하고 있습니다」

후유증 외래에서는 CT나 혈액 검사로 상황을 조사한 후, 코 안을 치료하고 약을 처방합니다. 원인을 모르는 부분도 있는 가운데 환자 상황에 맞춘 증상 회복을 목표로 합니다.

이날, 처음으로 「후유증 외래」에 온 30대 여성은…

환자 : 「치유될까 불안했기 때문에 약을 받고 희망이 보였다」

나이토 의사는 코로나 감염 후 컨디션에 이상한 곳이 있으면 후유증을 의심해 증상을 방치하지 않는 것이 중요하다고 호소합니다.

20

# 코로나 후유증으로 고통받는 미국 사람의 실태

추정 수백만 명의 미국인이 신형 코로나 바이러스 감염 후 코로나 후유증으로 만성 질환을 발병. - 프리랜서로 일하는 '기그 이코노미'라고 불리는 사람들은 큰 영향을 받고 있다. (미국인의 56%가 하루 벌어 살아가는 기그 이코노미 예비군으로 그래서 47%가 제대로 된 저축 플랜을 가지고 있지 않은 가운데 개인이 사회안전망이 없는 상태에서 수입원을 잃으면, 경제적으로 비참한 상태가 될 수가 있다.)

이러한 문제는 특히 기그 이코노미 노동자들 사이에서 발견된다. 미국에서 이러한 단발의 일이나 프리랜서업으로 생계를 세우고 있는 사람이 어느 정도인지는 구체적인 숫자는 확실하지 않다. 컨설턴트 회사 MBO Partners가 2021년 12월에 발표한 보고서에 의하면, 개인사업주 총수는 2020년 3820만 명에서 2021년 5110만 명으로 코로나 유행 1년 차에 34%나 증가했다.)

이들 중 두 사람을 통해 코로나 감염과 후유증으로 생활 고통을

당하는 존재들을 살펴보자.

### 1. 겨울 추위 가혹하다

휴스턴에 거주하는 테일러 씨는 미국에서 코로나 후유증으로 고민하는 추정 수백만 명 중 한 명. 특히 첫 번째 신형 코로나 바이러스 감염으로 발병한 두 손 관절염을 참는다. 코로나 후유증을 지니고 2년째, 기온이 추워지면 통증과 고통이 증가한다는 것을 알고 있다. 아마도 노숙자 생활에서 가장 어려운 것은 추운 시기의 물 공급하는 일이라고 그녀는 말한다. 그녀는 지금 쓰레기 장에서 주워 온 방수 시트와 8×8 인치 접이식 프레임으로 만든 오두막에서 살고 있다.

"가스스토브로 뜨거운 물을 끓이는데, 기온이 영하로 내려가면 바로 식어 버립니다. 식은 차가운 물이 조금 물에 손에 닿은 것만으로 손이 굉장히 아파요"라고 하는 테일러 씨.

"불타는 통증과 동시에 망치로 때린 느낌이 들고 일단 아프면 좀처럼 나아지지 않습니다. 하루에도 한두 번이 아닙니다." 그녀는 이 물로 요리와 64 평방 피트 주거 공간 난방을 하고 있다. 침대 베개 위에는 플라스틱 수납 선반이 늘어서 있다. "이런 식으로 늘어놓으면 중앙에 공간이 생기기 때문에 접이식 의자를 놓고 앉거나 서서

옷을 갈아입거나 가게에서 사 온 식료품을 놓고 있습니다."라고 테일러는 설명했다.

예전에 노숙하고 있던 장소에서 작년 기록적인 폭풍 눈——텍사스에서는 적어도 246명이 사망——을 극복한 테일러 씨는, 2월 초에 대형 겨울 폭풍이 다가오는 것을 알고, 준비를 진행했다. 오두막집 벽 교체 방수 시트를 보강하고 프레임 기둥을 단단히 땅에 박았다. 이번에 테일러 씨가 특히 걱정하고 있는 것이 스토브용 프로판가스 조달이다. "정전은 그렇게 곤란하지 않지만, 난방을 하지 않게 되면 어렵습니다. 지금은 모두가 프로판가스를 사러 달리니까요"라고, 41세 테일러 씨는 롤링 스톤 잡지에서 밝혔다.

'모두'란 오두막이 있는 동네 사람들을 말한다. "우리가 안고 있는 가장 큰 문제 중 하나입니다. 모두가 긴급 사태에 대비해 사두지 않으면, 일용품이 손에 들어오지 않게 됩니다." 테일러 씨의 오두막 가까이에 있는 휴스턴 점포에서는 몇 주간 프로판가스가 품절 상태가 되어 공급되지 않고, 며칠 만에 입고되었다. "덕분에 편하게 따뜻하게 보낼 수 있었다"라고 그녀는 설명했다. "대부분 문이 전혀 열리지 않게 하고 있었습니다"

## 코로나 전의 테일러 씨의 삶

코로나 이전에 테일러 씨의 삶은 이렇지 않았다. 사실, 2020년 3월 첫 주에 생활은 좋아지고 있었다. 노동자로서 휴스턴 건축 현장이나 정원업에서 꾸준히 일해, 장기체재용 모텔에서 살면서, 아파트를 빌리는 돈을 모으고 있었다. "앞으로 1개월 급여로 아파트를 빌릴 수 있을 때에 감염되었습니다"라는 테일러 씨.

처음 코로나 증상(인후통, 발열, 마른 기침)이 나오기 시작한 것은 2020년 3월 7일이었다고 한다. 몸 상태는 몇 주가 지나도 엉망이었지만, 처음에는 회복이 길어지고 있다는 것을 신경을 쓰지 않았다. 2009년에 돼지 독감에 걸렸을 때도, 완쾌까지 몇 개월 걸렸다. "이번에도 같은 느낌일 거라고 생각하고 있었습니다. 그때와 비슷하게 병 증상이 진행되고 있었으니까요". 하지만 2년이 지난 지금도 테일러 씨의 몸 상태는 좋지 않다.

"어느 날 코로나 후유증에서 자주 보이는 증상 목록을 보았습니다." 코로나 후유증을 앓고 있는 많은 사람들과 마찬가지로, 그녀의 증상도 균일하지 않고 간헐적이며, 며칠마다, 혹은 몇 주마다 증상의 조합이나 중증도가 변화한다고 한다. 그녀의 경우 권태감이나 발진, 신경 인지 장애가 특히 자주 나타나는 성가신 증상이지만, 일상생활을 곤란하게 하는 것은 갑자기 발병한 심한 관절염이다.

"특히 손에 지장이 있기 때문에, 신발 끈을 묶거나 버튼을 누르는 간단한 작업도 지금까지와는 다른 방법을 해야 했습니다."라고 그녀는 설명한다. "(코로나 감염) 이래, 1~2일 이상 계속해서 일할 수 없게 되었습니다. 수입원을 잃었기 때문에," 테일러 씨는 모텔을 나와, 현지 도넛점 휴지통 뒤에서 텐트 생활을 했다. 본인 추정으로는 2020년 봄부터 여름에 걸쳐 골판지에서 또는 친구 집 소파, 모텔 방 등 적어도 20곳 이상을 여기저기 옮겨 살았다고 한다.

2020 년 가을이 될 때에는 후유증인 권태감으로 자주 움직이는 것을 견딜 수 없는 가운데 테일러 씨는 장기간 노숙을 시작했다. "이 시점에서, 신경학적 증상이 단번에 악화되었습니다. 지금 생각하면, 무의식 가운데 죽음의 장소를 노크하고 있었다고 생각합니다." 테일러 씨는 지난 1년(2021) 아스트로돔 부근의 오크 나무 아래에 가설 오두막을 세워 생활하고 있다. "최근에는 거의 버려진 사람입니다."라고 그녀는 말합니다. "코로나로 몸이 면역 체계를 상해버렸기 때문에 일하는 것은 힘이 듭니다. 가능한 한 오두막에서 나오지 않고 있습니다." 하지만 테일러 씨 이외에도, 코로나 감염으로부터 만성 질환이 발병해, 생활에 지장을 초래하고 있는 사람은 많

다. 우선은 건강이 훼손된 상태에서 경제적 안정이 위협된다. 그중에는 코로나 후유증 삶에서 사는 곳을 잃은 사람도 있다. 그리고 죽는다.

공중위생대학원 코로나 후유증 대책의 공동 리더인 라니 박사는 말합니다. - "유감스럽게도, 미국 대부분 주에서는 사회 안전망이 매우 한정되어 있기 때문에, 코로나 후유증 삶에서 사람들은 경제적으로 어렵게 되고 있습니다. 후유증 중증도가 다양하다는 점이 있다. 코로나 후유증 환자 중에는 문제없이 일을 계속할 수 있는 사람도 있지만, 일부 사람들 - 특히 체력을 필요로 하는 기그 이코노미에서 일하는 사람들 -에는 그런 옵션은 없다.

우리나라에서는 만성질환을 느끼면서도 계속 일하고 가족을 먹일 수 있는 지원이 굳건하지 않다. 분명히 후유증 도미노 작용이 일어나고 있습니다. 일할 수 없게 되어, 언젠가 집을 잃게 됩니다."

## 2. 밖에서 얼어 죽거나 코로나에 재감염

아만다 핀리 씨는 2020년 3월 코로나에 감염된 후 딜리버리 아르바이트를 그만두기로 했다. "개인적인 이유 때문이지만, '아, 죽어버리면, 더 이상 병에 걸리면 더 이상 일할 수 없다'라고 생각했어요."라고 그녀는 말한다. 인류 고고학 연수도 받은 인류학자로, 세인트루이스 교향악단에서 오페라 가수를 하고 있었다.

45세의 핀리 씨는 주위 사람들을 코로나에 감염시키지 않고 생계를 세우는 방법을 모색했다. "인터넷에서 아이들에게 STEM 수업을 시작했지만, 그것만으로는 충분하지 않았습니다. 프리랜서로 일하고 있으면 복리 후생은 없습니다." 2020년 7월 31일에 사는 장소를 잃었다. "계약 갱신을 받을 수 없었습니다. 그러면 저항할 수 없습니다. 계약 중단이니까"그녀는 일시적으로 친구 집 지하실로 옮겨, 2021년 5월까지 친구들 집을 전전했다. 다시 코로나에 감염된 것은 그런 때였다. 그때 그녀가 살았던 집에는 4명의 아이――전원 백신 미접종――가 있었다. 어쩌면 나 때문에 그들이 감염되는 공포, 다른 사람에게 감염을 시키는 것이 아니냐는 공포가 서서히 강해졌다. 그리고 핀리 씨는 가능한 한 노숙하게 되었다.

2021년 8월에는 완전히 노숙 생활이 되어, 웨스턴·벤드 주립 공원에 텐트를 치고 생활하고 있었다. 26년간 캠프를 하면서 이곳을 방문하던 핀리 씨는 미주리 강을 한눈에 볼 수 있는 이 공원을 '좋아하는 장소'라고 부르고 있다. "(텐트 생활은) 어리석은 옵션이라고 생각될지도 모릅니다만, 몇 번이나 감염을 반복할 수는 없었습니다."라고 그녀는 설명한다.

"다른 사람에게 내가 내뱉는 숨을 퍼지게 하고 싶지 않았다. 사실, 나는 캠프를 상당히 좋아해요." 하지만 나뭇잎이 물들기 시작할 무렵, 핀리 씨의 몸에도 변화가 보였다. "너무 추워져서 10월에는 눈이 내리기 시작했다. 그 달이 끝나면서 다시 폐렴에 걸려버렸다. 현실적이지 않은 곳까지 왔습니다." 거기서 11월부터, 핀리 씨는 또 친구들 소파나 빈 방, 지하실을 돌고, 그 옆에서 각종 아파트 빈 방을 찾기 시작했다. 하지만 이런 생활이 더 이상 안전하게는 생각되지 않는 곳까지 와버린 이상, 그녀는 추운 날씨에도 텐트 생활은 계속되었다. "어쩔 수 없는 경우를 생각합니다"라고 그녀는 말한다.「극단일지도 모릅니다만, 터무니없는 두 가지 선택이군요. - 밖에서 얼어 죽던지, 아니면 코로나에 재감염될 뿐입니다.」

## 진찰을 받을 수 없는 '현실'

키질 바쉬 씨는 Foundation을 통해 곤란한 지역 주민에게 따뜻한 식사를 무료로 제공하고 있다. 주로 주소가 없는 사람들을 대상으로 일하면서 코로나 후유증 환자가 받는 피해를 목격해 왔다. 주소가 없는 사람들 대부분은 보통 의료보험에 가입할 수 없다. 게다가 최초 코로나 감염을 증명하는 서류도 가지고 있지 않다. "이것이 조금 귀찮은 것입니다."라고 말하는 키질 바쉬 씨 본인도 이들을 돌보면서 코로나에 감염되어 후유증에 시달리고 있다. "노숙자는 모두가 코로나 후유증 증상을 안고 있습니다만, 보험도 감염 증명서도 가지고 있지 않기 때문에, 누구로부터 도움을 받을 수 없습니다. 검사를 받으러 갔지만, 비용을 지불할 수 없으니까라고 쫓겨났다는 이야기도 듣습니다."

최악의 사태를 상정하는 것은 그리 어렵지 않다. "그들은 기본적으로 투명 인간입니다"라고 그는 롤링 스톤 잡지에 말했다. "돈도 없고, 추적할 기록도 없고, 단지 모습을 지워버린다. 주를 나오거나 혹은 거리에서 죽어 시체가 발견될 때까지 누구도 알아차리지 못할 것입니다." 그런 투명 인간 감각은 코로나 후유증을 가지고 사는 곳을 잃은 앞서 말한 테일러 씨도 몸으로 체험했다. - "코로나 후유증 치료는 존재하지 않는 것과 같고, 증상은 종종 정신 질환으로 정리됩니다."라고 그녀는 설명한다. "노숙자에 대한 치료도 없는 것 같고, 노숙자 상태 자체도 정신질환자로 정리하는 것이 저에게는 수치입니다."에서 절절하게 테일러 씨는 말한다.

### 3. 정부, 보험회사, 고용주가 취해야 할 과제

코로나 후유증을 지니고 살고 있는 문제에도 대처해야 하는 것은

'악순환'이라고 테일러는 말한다. 미국 의료 제도가 붕괴하고 있는 것은 주지하는 사실이지만, - 많은 미국 사람들이 유해한 「자족 자급」이라고 하는 생각에 아직도 얽혀 있다. 즉, 열심히 일하고 충분히 사회에 공헌한 사람만이 필요한 병원 치료를 받을 수 있다는 생각이다.

코로나 후유증을 지닌 사람들은 자신이 병자임을 인정해 주지 않는 사람들과 끊임없이 마주하고 있다. 게다가 주소가 부정이 되면, 셸터나 푸드뱅크나 무료 진료소 등 서포트해 주는 지원 장소가 있는데 왜 이런 상황이 되었는가,라고 의문시하는 사람들의 시선에 대처해야 한다. "셸터에 가면 어떨까,라고 하는 어드바이스는 꼭 받습니다 — 최적의 환경 셸터에서도, 코로나 후유증 환자의 요구를 제대로 채워 주지 않습니다."라고 테일러 씨는 말한다. 테일러 씨나 핀리 씨처럼 면역 부전 사람들에게는 특히 그렇다. 사람이 많이 '담긴' 실내 공간 - 간이침대가 꽉 늘어선 만원의 긴급 쉼터도 또다시 감염할 위험이 높아지기 때문에 유효한 옵션이라고는 할 수 없다. 일도 건강도 정신도 사회생활도 존엄도 잃어버린다 - 미국에서는 당연하다고 라니 박사도 말한다.

"정부나 보험회사, 선견지명을 가진 고용주 측이 리더십을 발휘해, 이 문제에 임할 필요가 있을 것입니다"

## 4. 인생 목표 리스트를 다시 쓰고 있다.

인생 목표 리스트는 코로나 유행 전에 작성하고 코로나 후유증으로 사는 현실에 맞게 미세 조정한 것이다. 처음에 리스트를 작성하고 나서 여러 가지 사건이 있었지만, 그녀는 지금도 은행 여신 점수를 올린다는 목표 달성을 향해 분투 중이다. "은행 여신 스코어가 목표의 제일이 되어도, 무수입으로 일할 수 없으면 무의미하지만" 무엇보다, 향후는 자신의 건강 상태에 달려 있다는 것을 테일러 씨도 알고 있다. "건강을 찾고 사는 집과 자동차를 원합니다."라고 그녀는 말한다.

"일하고 싶다. 생활하고 싶다. 우선은 몸이 좋아지는 것 — 적어도, 어디가 나쁜가를 알고 대처할 수 있도록 하는 것 — 그것이 최초의 일보입니다."

LONG COVID

코로나 후유증 증상 치료 사례집

02. 코로나 감염증 자료집

영국 보건당국은 4월 4일 공식 발표한
신형 코로나 바이러스 증상을 3개에서 12개로 확대했다.
코로나 증상 갱신은, 코로나 유행이 시작된 지 2년 이상이 되어,
영국에서 무료 검사가 끝난 며칠 후라는 시점에 행해졌다.

# PART 02

# 코로나 감염증 사례

21

# 영국 신형 코로나 바이러스 증상 목록에 9개 추가

## BBC 뉴스 / 제임스 갤러거, 건강·과학 담당 편집위원

영국 보건당국은 4월 4일 공식 발표한 신형 코로나 바이러스 증상을 3개에서 12개로 확대했다. 영국 보건안전청(UKHSA) 웹사이트에 따르면 새로 인후통과 근육통, 설사 등 증상이 덧붙였다. 코로나 증상 갱신은, 코로나 유행이 시작된 지 2년 이상이 되어, 영국에서 무료 검사가 끝난 며칠 후라는 시점에 행해졌다.

영국 국민보건서비스는 새로운 증상은 감기나 독감과 '매우 비슷하다'라고 경고했다. 영국 당국은 지금까지 공식적으로 COVID-19 증상으로 하고 있던 것은, 아래 3개 증상이었다.

· 발열

· 오랫동안 계속되는 기침

· 후각 · 미각 상실

이 3개 증상이, 수많은 증상의 일부에 지나지 않는 것은, 유행 초기 단계로부터 알고 있었다. 세계보건기구(WHO)나 미국 등 다른 국가는 상당히 전부터 다양한 증상을 포함하고 있었다. 그러나 영국 국내에서는 어느 증상을 신형 바이러스 것으로 하는지, 누구를 검사 대상으로 하는지에 대한 긴 논의가 있었다.

예를 들어 두통은 코로나 증상으로 알려져 있지만 두통이 있다고 해서 바이러스 검사를 받지 못할 수도 있습니다. 그 밖에도 두통의 원인이 될 수 있기 때문이다. 한편, 발열이나 기침, 후각·미각 상실은 대부분 코로나 환자에서 볼 수 있거나 신형 바이러스가 원인인 경우가 대부분이기 때문에 주 증상으로 확인할 수 있다.

이번 개정에서는 새롭게 다음 9개의 증상이 추가되었다.

· 호흡 곤란

· 권태감

· 신체 통증

· 두통

· 인후통

· 콧물·코막힘

· 식욕 부진

· 설사

· 메스꺼움

영국에서는 지금까지 490만 명이 신형 바이러스에 감염되고 있다. 이는 국민 13명 중 1명의 비율이다. 잉글랜드에서는 지난주 무료 검사가 종료되었다. 영국 보건안전청은 신형 바이러스 증상과 고열이 있거나 통근할 수 없을 정도로 무거운 증상이 나오고 있는 경우는 집에 머물도록 권하고 있다.

코로나 증상을 보고하는 앱 '조이'에서 감염자의 증상을 추적해 온 영국 킹스 컬리지 런던팀 스펙터 교수는 증상 목록 확대를 오랫동안 호소해 왔다. 스펙터 교수는, "2년간 호소해 왔고 마침내, 신형 바이러스의 주 증상이 변경된(중략) 만세라고 말해야 할 것이다"

22

# 코로나 오미크론 - 증상, 경과, 중증화 위험은?

오미크론 바이러스에 의한 감염에서는 지금까지와 어떤 차이가 있는 것일까요.

신형 코로나의 전형적인 증상, 지속기간, 중증화의 위험이나 전형적인 경과 등에 대해 현시점의 견해를 정리하였다.

## 1. 오미크론 감염부터 발병까지 기간은?

기존 신형 코로나에서는 감염되고 발병하기까지 기간(잠복기)은 약 5일이다. 이것은 독감의 약 2일에 비해 긴 잠복기이다. 그러나 오미크론에서는 이 잠복기가 기존 신형 코로나 바이러스보다 짧아지고 있는 것 같다. 국립 감염증 연구소의 역학 조사에서는 오미크론 잠복기는 약 3일로 되고 있으며, 99%의 사람이 감염한 후 7일 이내에 발병하고 있다. 기존 신형 코로나 바이러스보다 잠복기가 약 2일 짧아지고 있다는 것이다. 또, 감염자와 접했을 경우도 7일 이상 경과한 후에 발병하는 것은 드물다.

## 2. 오미크론의 전형적인 증상은?

기존 신형 코로나 바이러스 감염에서는 기침, 호흡 곤란 / 발열, 한기 / 근육통, 관절통 / 구토, 설사 / 후각 · 미각의 이상 등 증상이 나타났다.

이러한 증상은 감기나 인플루엔자와 매우 비슷하지만 호흡 곤란과 후각 장애, 미각 장애가 보이는 것은 드물기 때문에 후각 장애, 미각 장애는 신형 코로나의 특징적인 증상이며, 만약 증상 있다면 신형 코로나 가능성을 의심하는 계기가 되었다. 그러나 오미크론에서는 이 신형 코로나에 특징적이었던 후각 장애 · 미각 장애라는 증상 빈도가 적어지고 있다. 또한 인후통, 콧물과 같은 감기와 인플루엔자에서도 자주 보이는 증상 빈도가 증가하고 있다.

영국에서 실시된 오미크론에 감염된 18만 명 임상 증상에 대한 조사가 보고되었다. 이 조사에서는 두통, 인후통, 콧물 증상이 오미크론 감염자의 절반 이상으로 보였다는 것이다.

## 3. 오미크론에서 중증화되기까지 기간이 짧다.

기존 신형 코로나 바이러스 감염에서는 발병으로부터 잠시 경증으로 경과했고, 일부 사람은 발병으로부터 약 1주일을 경계로 중증화할 수 있었습니다. 그러나 오미크론에서는 이 중증화까지 기간이 짧아지고 있다.

일본 히로시마현 건강 복지국에서는 오미크론 바이러스가 주류인 제6파 감염자는 발생으로부터 중등증 II (산소 투여가 필요한 상태) 이상으로 악화되기까지 기간이 3일인 사람이 가장 많다고 보고되었다. 이는 델타 바이러스가 주류였던 5파의 7일보다 4일 짧아진 것이다.

제6파에서는 신형 코로나가 악화되어 중증이 되는 사람에 가세해 원래 지병이 신형 코로나에 감염돼 악화하는 것으로 중증이 되는 사람도 많다는 것도 관계하고 있을지도 모른다. 신형 코로나에서는 경증 중에 항생제나 중화항체약을 사용하는 것으로 중증화를 막을 수 있기 때문에 지금까지 이상으로 조기 진단·조기 치료가 중요해지고 있다.

## 4. 오미크론에서 무증상성 감염자의 빈도는?

무증상성 감염자 - 신형 코로나 바이러스에 감염돼도 증상이 나오지 않는 사람이 일정 비율로 있는 것을 알고 있어 무증상성 감염자라고 분류한다. 기존의 신형 코로나 바이러스에서는 어린이 약 절반, 성인 1/3, 노인 5명 중 1명이 무증상성 감염자로 보고되었다.

오미크론에 의한 감염자는 얼마나 많은 사람이 무증상성 감염자가 되는지에 대해서는 몇 가지 보고가 나왔다.

· 남아프리카에서 2021년 12월 HIV 양성 무증상자를 대상으로 한 PCR 검사에서 31%가 양성이었다.
· 일본 국내에서 12월 27일까지 진단된 오미크론에 의한 감염자 109건 중 29건(27%)이 무증상으로 파악됐다
· 오키나와현에서는 오미크론에 의한 감염자 50명 중, 4%가 무증상이었다
· 덴마크 초기 감염자 785명 중 20%가 무증상이었다
· 노르웨이 집단 감염 예 81명 중, 1명(1.2%)만이 무증상이었다

라는 것으로, 현시점에서는 보고가 다양합니다. 또, 무증상성 감염자 빈도는 바이러스 그 자체 성질뿐만이 아니라, 감염자의 면역 상태(백신 접종제, 과거 신형 코로나 감염, 자신의 면역 억제 상태 등)에 의해서도 달라진다고 생각된다.

## 5. 오미크론에 의한 중증화 위험은?

오미크론 바이러스는 기존 신형 코로나 바이러스보다 중증화하기 어렵다는 보고가 증가하고 있다.

· 델타와 비교하여 오미크론 감염자 입원 위험은 약 1/3 (영국)
· 델타와 비교하여 오미크론 감염자 입원 위험은 0.2배, 중증화 위험은 0.3배(남아프리카)
· 델타에 비해 오미크론 감염자 ICU 입실 리스크는 0.26배, 사망 리스크는 0.09배(미국)

한편, 백신 접종에 의한 감염 예방 효과는 오미크론에 대해서는 크게 떨어지기 때문에, 전 세계에서 많은 백신 접종자가 오미크론에 감염되었다. 그러나 백신 접종에 의한 중증화 예방효과는 유지되고 있기 때문에, 백신 접종자는 감염돼도 중증화하는 것이 적어지고 있다. 이 때문에 겉보기에 오미크론 중증도가 낮아지고 있다는 측면도 있다고 추정된다.

백신 미접종자에서는 델타에 비해 오미크론 입원 위험은 약 25% 낮아지는 정도에 불과하다고 남아프리카, 영국에서 각각 보고되고 있으며, 이는 최초로 중국 우한에서 발견된 오리지널 신형 코로나 바이러스와 알파와 같은 정도의 병원성으로 추정된다. 즉 백신 미접종자에게는 아직 큰 위협이라고 할 수 있다. 또, 일본보다 먼저 오미크론이 퍼진 뉴욕시에서는, 연령이 높아질수록 입원률이 높아지고 있어, 지금까지 고령자로 중증화하기 쉽다는 경향은 변하지 않고 있다.

신형 코로나에 감염되었을 때에 중증화하기 쉬운 지병(기초 질환)은,

· 악성 종양

· 만성 폐색성 폐질환 (COPD)

· 만성 신장 질환

· 2형 당뇨병

· 고혈압

· 지질 이상증

· 비만(BMI 30 이상)

· 흡연

· 고형 장기 이식 후 면역 결핍

· 임신 후기

· 남성

이것은 오미크론에 감염 되어도 변하지 않는다고 추정된다. 오미크론에서는 중증화 위험이 낮아져도 감염자가 폭발적으로 늘어나면 결과적으로 중증자는 증가하고 있다. 현재 상황을 개선하기 위해서는 감염자를 줄이는 것이 중요하다.

23

# 코로나 오미크론 감염 기저질환 경증환자 사망 급증…

#. 오미크론 감염 기저질환 경증환자 사망 급증 … 의사는 "폐렴보다 지병의 악화"

"코로나 경증"에 의한 사망을 막으려면, 어떻게 하면 좋을까?

시중에는 "신규 감염자 수가 줄어들고, 오미크론은 중증화하지 않는다" "오미크론 제6파는 피크 아웃했다"라고 하는 낙관론이 나와 돌고 있습니다. 그러나 중등증이나 중증 환자를 진찰하는 의료 현장에서는 "오미크론 제6파는 아직 끝나지 않았다. 백신 효과로 급속히 환자 수가 감소한 제5파와는 달리, 입원 환자가 전혀 감소하지 않는다고 하는 것이 현상입니다."라고 말하는 분은 코로나 치료 최전선에서 싸우는 사이타마 의과 대학 종합 의료 센터 오카 히데아키 교수이다.

코로나 바이러스 신규 감염자 수는 2월 11일을 피크로 서서히 감소해 오고 있지만(1주간 평균치), 중증자·사망자 수는 피크를 맞았다고는 말하기 어렵다. 한층 더 주목해야 할 것이 코로나 오미크론 제6파에 의한 「치사율」이 「중증화율」을 웃도는 현상이 발생하고 있는 점. 도쿄의 경우 60대 이상 중증화율은 0.35%이지만 치사율은 0.54%가 되어 있는 것이다.(도쿄대학 · 나카타 야스유 교수 조사).

왜 이런 이상 사태가 일어나고 있는 것일까?

코로나 병동이 있는, 후지미 구급 병원 가노 아키라 원장이 해설한다. "코로나 '중증' 기준은 - 코로나가 폐렴을 일으켜 인공호흡기 등을 필요로 하는 상태이다. 그러나 폐렴을 일으키기 어려운 오미크론으로 대체한 제6파에서는 코로나 폐렴으로 입원하는 환자는 10명에 1명 정도이다. 코로나 감염에 의한 발열이나 체력 저하 등 원래 지니고 있던 지병이 악화하여 죽는 케이스가 급증하고 있다."

오카 교수의 병원에서는 그 실태를 보았다.

"올해 들어 60대 1명, 70대 4명, 80대 2명 총 7명 환자가 사망했지만, 사망 진단서에 사인이 "신형 코로나 바이러스에 의한 폐렴"이라고 쓴 사람은 없다. 사인은, 패혈증, 폐암, 오연성 폐렴, COPD(폐기종) 악화 등. 코로나 환자로서는 경증이다. 다만 죽음을 초래한 것은 모두 코로나가 원인이다. 원래 중증 당뇨병이나 고혈압, 뇌졸중, 암 등 지병이 있어 코로나에 감염된 것이 원인으로 이런 증상이 악화되거나 쇠약해져 의식을 잃고 사망한다. 즉, 의학적으로는 「중증」인데 코로나 환자로서는 「경증」 취급으로 죽는 것이다."(오카 교수)

지병이 코로나 감염에 의해 중증화하는 구조에 대해서 감염 제어학이 전문 아이치 현립 대학 간호학부 시미즈 선명 교수가 말한다. "심장병, 고혈압증, 당뇨병, 신장병, 호흡기 질환 등은 혈관 장애를 동반합니다. 코로나 바이러스는 혈관 세포를 감염시키는 특징이 있으며, 거기서 바이러스가 증가하여 혈관에 손상을 준다. 면역 치료 과정에서 염증이 일어나 혈류 악화나 혈전이 발생하는 것은 원래 약해져 있던 혈관 작용이 더 저하되어 지병 악화를 초래하는 것이다"

## 오미크론으로 인한 오연성 폐렴 사망 사례

'오연성 폐렴'으로 목숨을 잃는 사람도 눈에 띈다고 한다. 오연성 폐렴이란, 입이나 목으로 잡균이 어떤 이유로 폐에 들어가 균이 증식하여 일어나는 폐렴. 고령자 경우, 오미크론에 감염되어 발열이나 권태감이 일어나면 근력이 저하되어 정상적으로 작동하지 않게 되고, 입안에 있는 잡균이 음식이나 타액과 함께 실수로 기관에 들어가 버리는 일이 있다. CT를 찍으면, 폐 전체가 새하얗게 되는 코로나 폐렴과는 달리, 우측 폐 하부에 염증이 퍼지는 오연성 특유의 폐렴을 일으키고 있는 것을 알 수 있다.

본래 상기도에는 병원체 등을 내뿜는 방위 기능이 있지만 인후통과 붓기에 의해 그 방위 기능인 장벽이 손상되어 오연성 폐렴을 초래하는 경우도 있다고 한다. 게다가 "지병 악화에 의한 사망"이라고 하는 제6파 특징에 의해 의료 현장에서는 새로운 문제가 일어나고 있다고 오카 교수는 말한다. "제5파까지는 입원 환자는 코로나 폐렴뿐이었기 때문에 중증화하면 인공호흡기를 사용해 스테로이드제, 렘데시벨 등 치료약으로 대처가 가능했다. 델타까지는 대처법이 한정되어 있기 때문에 싸우기 쉬웠다. 그러나 오미크론 감염자는 다양한 지병이 악화되기 때문에 지금까지 같은 일방적 치료가 통용하지 않았다. 「종합 의료의사」라고 하는 존재가 적은 일본 의료의 한계도 엿볼 수 있다"

그럼 "코로나 경증"에 의한 사망을 막기 위해서는, 어떻게 하면 좋을까? 사망자 수를 줄이기 위해서도 백신 유효성을 회복시키는 3번째 백신 접종이 중요하다. 현재, 3회째 백신 접종률이 생각대로 올라 있지 않은 가운데, 고령자 시설뿐만이 아니라, 보도되어 있지 않은 의료 시설에서 클러스터 감염도 빈발하고 있다. "신규 감염자 수가 줄어들고, 오미크론은 중증화하지 않는다" "오미크론 제6파는 피크 아웃했다"라는 섣부른 판단을 허락하지 않는 상황이 계속되고 있다. 지금부터도 3번째 접종을 하고 이 나쁜 흐름을 차단하는 것이 요구되고 있다.

## 스텔스 오미크론 감염력 강도 지적 - 홋카이도 사망률은 도쿄의 약 3배

홋카이도 사망률은 도쿄도의 약 3배 홋카이도에서는 제6파에 들어가 1월 이후 354명이 사망하고 있다. 1월부터 3월 9일까지의 사망률을 보면 전국 0.19%, 도쿄도 0.09%에 대해 홋카이도는 0.28%. 전국의 약 1.5배, 도쿄도의 약 3배가 되고 있다. 홋카이도에서는 삿포로 이외에도 사망률이 높다. 홋카이도에서도 차이가 있습니다. 삿포로시 0.22%, 삿포로 이외 0.35%로 지방도시에서 비율이 높아지고 있다.

## 홋카이도의 사망률이 높은 이유는…

홋카이도 의료 대학 츠카모토 요시코 교수는, 오미크론 유행 전부터 홋카이도의 사망률이 높았다는 것을 지적한 후, 그 이유는 3가지입니다. 1) 고령자 시설 수가 도쿄도 만큼 많고, 2) 리스크가 높은 시설이 많다 3) 오미크론 치사율은 인플루엔자보다 높은 것. (오미크론: 0.13%, 계절성 인플루엔자: 0.01~0.05%) 라고 오미크론 강도가 10배는 높기 때문에"라고 감염 대책의 필요성을 호소한다.

"스텔스 오미크론"의 감염력은 종래 오미크론의 1.3배가 된다. 게다가 기존 오미크론보다 더욱 감염력이 강하다고 하는 「BA.2」 이른바 "스텔스 오미크론"에 대해서 츠카모토 교수는, "BA.2의 감염력은 종래 오미크론의 1.3배라고 말해지고 있어 오키나와는 제7파에 이미 들어가고 있다고 한다"고 지적한다.

## 재택 치료 / 요양 중 - 코로나 감염 몸 상태 급변으로 사망

오미크론에 의한 감염이 급증한 지난 2월, 신형 코로나 바이러스에 감염되어 집에서 치료 중에 몸 상태가 급변하여 사망한 사람이 과거 최다였던 것을 알았다.

경찰청에 의하면, 집에서 병환 치료 중에 몸 상태가 급변하여 사망한 사람 가운데 신형 코로나 바이러스에 감염되어 있던 사람이 전국에서 564명에 이르러 과거 최다가 되었다. 지금까지 최다였던 작년 8월 250명의 2배 이상으로, 올해 2월에는 약 3.7배로 급증했다. 환자 중 생전에 코로나 감염을 알고 있던 사람도 있지만 절반 이상 289명은 사망 후 PCR 검사로 감염이 확인되었다.

## 일본 코로나 사망 수는 11만 명으로 후로성 발표의 6배인가?

세계 신형 코로나 바이러스에 의한 사망자 수가 발표의 3배에 이를 가능성이 있는 것으로 나타났다. 코로나의 영향은 겉보기보다 파괴적이다. 세계에서 가장 많은 사망요인 중 하나였을 가능성이 있다. 라고 한다.

연구팀은 2020년 1월~21년 12월 코로나와 관련된 초과 사망(평년에 비해 사망자 수가 얼마나 늘었는지를 나타내는 지표)을 추정. 코로나가 직접 사인의 경우에 더해 기타 여러 증상 악화에 의한 관련 사망, 검사할 수 없어 사망한 양성자, 의료 핍박, 경제적 곤궁에 의한 희생자도 포함되어 있다고 보고 있다.

공식 발표 세계의 사망자 수는 2년 만에 590만 명이었지만 추계에서는 1820만 명으로 3배에 달했다. 최다는 인도 8.4배(발표 48만 명, 추계 407만 명), 미국 1.4배(82만 명, 113만 명), 독일 1.8배(11만 명, 20만 명), 중국은 3.7배(4800명, 1만 8000명)다. 일본은 1만 8400명 공식 발표에 대해 추계는 11만 명으로 6배. 세계 전체의 3배를 훨씬 웃돌고 있다. "젊은이가 많은 나라는 코로나가 직접 사인이 되는 경우가 대부분이겠지요. 하지만 일본은 세계 제일의 고령사회입니다. 사망 리스크가 높은 고령자에 대한 코로나 대책이 소홀히 되어 온 결과라고 말할 수 있다."

24

# 코로나 오미크론 위험과 3차 백신 접종 면역 항체 데이터

## 1. BA.1 원형 오미크론 감염의 치사율은 독감보다 높다

신형 코로나 바이러스 감염 상황을 분석하는 후생노동성 조언 기관은 2일 “오미크론 감염 치사율은 계절성 인플루엔자보다 높다”는 분석 결과를 정리했다. 폐렴 발생률도 높은 것이 시사된다고 한다. 신형 코로나 대책을 검토하는 전문가 그룹이 제출한 자료에 따르면 오미크론 감염자에서 차지하는 사망자 비율(치사율)은 올 1월 이후 잠정치로 0.13% 정도가 됐다.

2020년 1월~21년 10월 신형 코로나 감염 치사율 4·25%보다는 낮아졌지만, 복수의 방법으로 추계한 계절성 인플루엔자 치사율 0

·006~0·09%를 웃돌아 있다. 폐렴 발생 빈도도, 데이터는 적지만, 오미크론 감염에서는 5·6%로, 계절성 인플루엔자 1~2%대보다 높다. 다만, 어느 쪽도 모든 감염자를 파악하는 것은 불가능하기 때문에 정확한 비교가 어렵고 향후에도 분석을 계속할 필요가 있다고 한다.

## 2. 스텔스 오미크론(BA.2)은 원형 오미크론(BA.1)하고는 "완전히 다른 것"

신형 코로나 바이러스 변이 오미크론의 일종인 스텔스 오미크론 「BA.2」에 대한 우려가 높아지고 있다. 일부 검사 방법에서는, 일본「제5파」의 요인이 된 델타와 구별이 어려운 점에서 「스텔스 오미크론」라고 칭해져, 감염력은 종래 원형 오미크론의 1·4배가 된다. 전문가가 "지금까지 오미크론 바이러스와 전혀 별개라고 생각하는 편이 좋다"고 말하는 "BA.2"에는 어떤 특징이 있는 것인가. 현재 국내에서의 감염의 주류를 차지하는 「BA.1」(원형 오미크론)과 「BA.2」는, 공통의 조상으로부터 각각 돌연변이된 것으로 여겨진다 .

분류상은 같은 오미크론이지만 유전정보에서 볼 수 있는 차이점은 약 50곳.

이것은 코로나 제1파를 일으킨 종래 바이러스와 델타 바이러스 사이에 보이는 돌연변이의 대략 배에 해당한다. 미야자키대 사이토 아키라 준 교수(바이러스학)는 "이 정도면 같은 "오미크론 바이러스" 라고 부르고 있는 것이 맞는 것인가 의문을 느끼는 수준이다"라고 한다.

사이토 교수에 따르면, BA. 2 감염력은 BA.1의 1·4배. 인공적으로 만들어낸 BA.2에 감염된 햄스터 폐에서 증식하는 바이러스량이 BA.1의 10~100배가 되었다. BA.1에서 거의 보이지 않은 체중 감소나 혈중 산소 농도 저하도 관찰되었다고 한다. 사이토 교수는 "그대로 제7파 주력으로 사람에게 쳐들어 올지도 모르겠다"며 "매우 위험할지도 모른다는 시점은 가지고 있는 것이 좋다"고 지적했다

전문가들 사이에서는 바이러스가 변이할 때마다 병원성을 떨어뜨리는 관측이 있다. 감염력이 강한 반면, 중증화 위험이 낮은 것으로 여겨진 BA.1의 출현이 그러한 설을 뒷받침한 듯한 인상도 주었지만, 사이토 씨는 "앞으로 병원성이 높은 변이 바이러스가 나오지 않을 확실한 증거는 없다. 더 위험하고 강한 것을 상정해야 한다." 라고 말했다. 스텔스 오미크론 리스크 회피에는 코로나 백신 부스터 접종(3차 추가 접종) 추진이 중요하다는 견해를 나타냈다.

## 3. 코로나 3번째 백신 접종으로 일어나는 변화란?

바이러스로부터 몸을 지키는 「항체」량을 체크해 알게 된 것. 이 항체량 검사는 - 어른이 백신 접종으로는 2회째 접종으로부터 반년 이상이 경과하면, 바이러스로부터 몸을 지키는 항체량은 얼마나 줄어들고 있는 것입니까.

3회 모두 화이자 백신으로 접종을 받은 사람의 항체량 데이터를 보면… 1회째 접종에는 741이었던 항체량이, 2회째 접종으로부터 2개월 후 7605로 급상승. 다만, 그 다음 달 이후는 서서히 감소해, 3회째 접종 직전 올해 1월에는 749까지 줄어들고 있습니다. 이 데이터는 나고야시 쇼와구 「이츠키 클리닉 이시카와바시」 사토 마사키 원장이 자신의 「항체량」을 조사한 것.

(이츠키 클리닉 이시카와바시 사토 마사키·원장)

"2회 접종하고 반년이 지나면 항체량은 정말 줄어 들어, 1000이하가 되어 버리는 경우도 있다. 감염을 막는 수준에서 항체량은 이미 없다."라고 본다. 그런데, 3회 접종으로부터 1개월 정도로 「항체량」은 9920으로 돌아왔습니다. 작년 7월, 모더나 2회째 백신을 맞은 「챈트!」 중도 기자는 작년 10월에, 이 검사로 7464라는 「항체량」이 나와 있었습니다.

그 검사로부터 4개월로 항체량이 얼마나 줄어들었는지…

이츠키 클리닉 이시카와바시 사토 마사키·원장
"이번의 항체량이 2296입니다" 중도 기자의 항체량은 2296, 2차 접종후 4개월이 지나 항체 검사를 하니 5000 정도 줄어들고 있었습니다.

중도 기자는, 이 검사를 한 후 다음날 모더나 3번째 백신 접종. 항체량은 얼마나 늘어났을까요?

이츠키 클리닉 이시카와바시 사토 마사키·원장
"나카미치씨 경우는 젊기 때문에.(항체량은) 10,000 전후가 됩니다." 다만, 항체량이 많으면 완전히 신형 코로나 바이러스에 감염되지 않는다고 하는 것은 아닙니다. 다만 면역력이 강해진다는 이야기입니다. "감염되지 않는 예방 생활"에 대한 기본적인 조치가 무엇보다 중요합니다. 일본은 항체 검사 1회 1만엔(한국 12만 원 정도).

25

# 감기라고 말할 수 있을까?

신형 코로나 오미크론은 감기에 접근했다고 말할 수 있을까?

코로나 오미크론 바이러스는 약화되어 인플루엔자인 독감과 감기에 가까워지고 있다는 의견을 많이 말하지만 이것이 사실일까? 게다가 「이대로 코로나는 약화해 감기에 걸려 간다.」라고 하는 이야기도 자주 듣는다. 이것도 어디까지 근거가 있는 이야기일까.

일본 코로나 오미크론 제6파  일일 사망자 수는 과거 최대

우선, 오미크론 바이러스는 약화하고 있다는 것이 언론에서 강조되고 있지만, 「신형 코로나 오미크론 바이러스 감염자가 중증화 어려운 것은 왜 」에서도 쓴 대로 중증화되는 사람이 적은 것은 감염자 중 많은 사람들이 백신 접종자, 과거에 감염된 사람이 감염되었기 경증화 되기 때문이다. 오미크론 바이러스 병원균 그 자체는 중

국에서 처음으로 퍼진 신형 코로나 바이러스와 동등하다고 추정된다. 그래서 백신 미접종자, 그리고 2번째 백신 접종으로부터 시간이 경과해 중증화 예방 효과가 저하하고 있는 고령자에게는 아직 큰 위협이라고 볼 수 있다.

일본에서는 고령자 부스터 접종이 진행되지 않는 상황에서 오미크론 유행을 맞이하고 있어, 현재 백신 미접종자와 고령자를 중심으로 1일 200명 이상이 사망하고 있다. 덧붙여서 오미크론과 잘 비교되는 인플루엔자 감기와 독감은, 국내 2000년 이후의 사인별 사망자 수로는, 연간 인플루엔자에 의한 사망자 수는 214 (2001년)~1818(2005년) 명이다. 후생 노동성「신형 인플루엔자에 관한 Q&A를 보면 인플루엔자로 1년 동안에 사망하는 사람과 같은 수의 사람이, 신형 코로나에서는 하루나 며칠 사이에 사망하고 있는 것이 된다. 여러 가지 생각의 사람이 있다고 생각하지만 나는 현재로서는 신형 코로나 오미크론을 감기 정도의 인플루엔자와 동등하게 취급할 수 없다고 생각한다.

다음 돌연변이 바이러스 병원체는 누구도 예상할 수 없다.

지금까지 코로나 알파 바이러스로 시작하여 베타, 감마, 델타, 오미크론 및 다양한 돌연변이 바이러스가 등장했다. 그러나, 이러한 바이러스는 순차적으로 알파로부터 베타, 베타로부터 감마… 이번 오미크론도 그동안 전 세계에서 퍼져 있던 델타와는 전혀 다른 계통의 신형 코로나 바이러스로부터 단번에 다수의 돌연변이를 가지고 등장한 돌연변이 바이러스가 된다.

오미크론 바이러스가 어디에서 왔는지 아직 명확하지는 않지만 면역이 약한 환자 몸에서 배제되지 않고 코로나 후유증으로 장기간에 걸쳐 지속적으로 감염함으로써 다수의 돌연변이 적립 가능성이 제기되었다. 이와 같이 전혀 예기치 않은 곳에서 신형 코로나 변이 바이러스는 출현하고 있으며, 다음에는 어떤 변이 바이러스가 출현할지는 예상이 불가하다. 그리고 신형 코로나 바이러스의 무서움은 인플루엔자 바이러스로 수십 년에 한 번 출현하는 극적인 변이가 몇 달에 한 번 빠르게 출현하는 것이다.

## 「바이러스는 자연스럽게 약화해 간다」는 사실인가?

「바이러스는 점점 약화해 간다」라고 하는 말도 많이 듣지만, 이것도 특히 강한 근거가 있는 것은 아니다. 예를 들어, 3000년 동안 인류의 위협이었던 천연두는 근절될 때까지 특히 약화되었다는 증거가 없다.

신형 코로나 바이러스와 같은 코로나 바이러스인 4종류의 감기 코로나 바이러스(229E, OC43, NL63, HKU1)도 처음에는 신형 코로나와 같이 중증도가 높아 서서히 약화했다는 증거는 없다. OC43에 대해서는 1890년경에 발생한 러시아 감기의 원인이었던 것이 아닌가라는 설이 있지만 증명된 것은 아니다. 1918년 스페인 감기도 인플루엔자 바이러스가 약화된 것이 아니라 사람들이 감염됨으로써 면역이 생겨 사망률이 저하되어 왔다고 생각한다. 이와 같이, 현시점에서 「코로나는 이대로 약화해 간다」라고 생각하고 활동하는 것은 위험하다.

오미크론 출현은 팬데믹(유행성)이 끝에 가까웠다는 것을 의미하지는 않지만 오히려 신형 코로나 바이러스의 잠재적 다양성이 드러났다는 것이 아닐까? 한편, 부정적이고 비관적인 이야기만은 아니다. 지난 2년 동안 백신 접종이 진행되어 중증화 되는 사람의 비율이 크게 줄어들었다. 중증화를 막을 수 있는 치료약도 여러 종류로 사용할 수 있게 되었다. 그런 의미에서 서서히 인류는 신형 코로나를 극복해 가고 있다고도 말할 수 있다. 벌써 2년이나 계속 코로나와 함께 있어, 그만 코로나 유행의 종말을 기대할 수 있지만 정부와 지자체로서는 항상 최악의 상황 출현을 상정해 둘 필요가 있다. 언제 다음 돌연변이가 등장하는지 예상은 어렵지만, 어쨌든 지금은 중증화, 사망하는 사람을 줄이기 위해 백신 미접종자의 접종과 노인의 3차 부스터 접종률을 높이는 것이 급선무이다.

26

# 압도적으로 많은 목 통증

코로나 오미크론 경험 상담 - <감염증·예방 접종 내비게이션> 서비스 -오미크론 압도적으로 많은 목 통증. 신형 코로나 오미크론의 증상은

현재 유행 중인 오미크론은 어떤 증상이 많습니까?

• 아이치현 백신 2차 접종, 여성(33세)

발증 시기: 2022년 2월 12일에 직장 사람이 코로나 양성이 된 것이 판명. 그러나 나 자신은 직접 접촉이 거의 없었고 괜찮을 것이라고 생각했다. 그런데 13일에 인후통과 두통이 시작되었습니다. 수면 부족이어서 피곤할까 하고, 자고나면 좋아지겠지 생각하고 누웠으나 새벽에 잠을 잘 수 없을 정도로 격통이 되었습니다.

뇌경색이나 뇌졸중을 의심할 정도의 통증이었지만 두통 이외 증상은 없었으며 열도 37.7 ℃ 그렇게 높지 않았습니다. 하지만 머리가 깨질 정도로 아프고 눈물이 멈추지 않고 이대로 죽는 것인가라고 생각했습니다. 발열 외래로 가서 PCR 검사를 받고, 약을 받고 그 자리에서 먹었습니다. 1시간 정도 지나자 점차 아픔이 나아지고 방에서 격리 생활을 시작했습니다. 검사 결과는 다음날 낮에 양성으로 판명되었습니다. 뇌경색이나 뇌졸중이 아니라 일단 안심했습니다. 하지만 진통도 12시간 정도이고 약 기운이 떨어지기 시작하면 또 격통입니다. 열은 37도. 높지 않지만 머리가 너무 아프고 움직일 수 없습니다. 사람들이 코로나에서 죽는구나 생각을 했다고 자주 들었습니다만, (증상은 다르지만) 이런 것인가라고 생각했습니다.

- 신형 코로나 환자 진찰을 하는 오사카부 제생회 나카츠 병원 야스이 요시노리 의사에게 경험담에 대한 코멘트를 받았습니다.

(야스이 의사)

이번 경험담에서는, 13일에 목 통증과 두통이 시작되었다고 합니다만, 직장에서 양성이라고 판명하기 전에 접촉하고 있었는지, 다른 경로로부터 감염했을 가능성도 있다고 생각됩니다. 오미크론 증상으로 개인차는 있지만 목통증이 압도적으로 많이 보입니다. 어쨌든 인후통이 심하다고 말하는 분도 있습니다. 두통을 호소하는 분도 계십니다만 뇌출혈과 같은 심한 두통은 내가 진찰하고 있는 가운데에서는 그다지 예를 보지 못한 케이스입니다. 환자 대부분은 기침, 인두통을 호소하는 경우가 많아 목이 타는 것처럼 아파서 밥을 먹는 것도 괴로운 분도 있습니다. 두통은 오미크론뿐만 아니라 델타와 같은 기존 바이러스에서도 흔히 발견되는 증상입니다.

27

# 코로나와 에이즈가 만났을 때

영국 옥스퍼드대학 빅데이터 연구소는 HIV(인간 면역부전 바이러스)의 새로운 변이 바이러스를 확인했다는 논문을 발표했다. 이 변이 바이러스는 HIV의 다른 바이러스에 비해 2~3배 빨리 에이즈(AIDS, 후천성 면역부전 증후군)를 발병시킬 것으로 보인다. HIV는 면역 세포의 "CD4 양성 세포"로 들어가서 그것을 파괴하고 성장을 계속합니다. 새롭게 만들어지는 것보다 파괴되는 CD4 양성 세포가 많아지면 면역 작용이 서서히 저하되어 감염증에 걸리기 쉬워지는 것을 알 수 있다.

발표된 논문에 따르면, "서브타입 B"로 불리는 HIV 돌연변이 바이러스는 다른 HIV 바이러스에 비해 약 2배의 속도로 CD4 양성 세포를 감소시킨다. 즉, 에이즈를 발병하는 위험은 더 높다는 것이다. 서브타입 B는 네덜란드에서 발견된 것으로, 몇 년 전에는 이미 출현하고 있었다는 보고가 있다. 다만, 지금까지 확인되고 있는 바이러스에 감염했을 경우 치료 방법은, 서브타입 B에도 유효하다고 여겨진다.

유엔 합동 에이즈 계획(UNAIDS)은 이 바이러스가 공중위생에 큰 위협이 될 수 없다는 견해다. 단, 유나이즈는 세계에 치료를 받지 않은 HIV 감염자가 추계 1000만 명이기 때문에 감염 확대를 억제하기 위해서는 치료 접근을 더욱 개선할 필요가 있다고 지적하고 있다.

UNAIDS는 HIV 유행을 '현대에서 가장 많은 사망자를 낸 유행'이라고 하고 있다. UNAIDS에 따르면 HIV가 에이즈의 원인이 되는 것으로 확인된 1983년 이후 이 바이러스에 감염된 사람은 약 7900만 명. 2020년에 감염이 확인된 사람은 약 150만 명에 달한다. 또한 에이즈 유행이 시작된 이래 관련 질환에 의한 사망자는 약 3600만 명으로 되어 있다.

• 신형 코로나 돌연변이와의 관계를 우려

HIV 양성자는 신형 코로나 바이러스에 감염했을 경우, 중증화할 위험이 높다. 세계 보건기구 (WHO)에 따르면 신형 코로나 바이러스 감염 (COVID-19)으로 입원 한 HIV 양성자 중 23. 1%가 사망하고 있다고 한다. 또한 연구자들은 면역력이 저하되고 있는 HIV 양성자(에이즈 보균 감염자)가 코로나 바이러스(COVID-19)에 걸렸을 경우 신형 코로나 바이러스는 그 체내에서 돌연변이를 반복하여 현재 각국에서 맹위를 흔들고 있는 새로운 바이러스 오미크론 바이러스와 같은 다른 돌연변이 바이러스를 생산할 위험이 있다고 생각한다. (- 코로나 에이즈)

● 백신 개발이 진행 / HIV에 감염된 사람의 체내로부터,

이 바이러스를 완전히 제거하는 방법은 확립되어 있지 않다. 하지만 현재까지 감염된 약 3800만 명 가운데 2800만 명 가까이는 항레트로바이러스 약에 의한 요법을 받고 있으며, 다른 사람에게 감염을 막으면서 건강을 유지하고 있다.

한편, 미국 바이오 제약 모더나는 올해 1월, 신형 코로나 바이러스 백신과 마찬가지로 메신저 RNA(mRNA) 기술을 이용한 HIV 백신에 대해서 1차 임상 시험을 개시한 것을 밝혔다. 이 회사와 공동으로 이 백신 개발을 추진하고 있는 미국 스크립스 연구소는 지난해 이 백신의 '원리 증명(PoP)' 시험에서는 접종을 받은 피험자의 97%를 목표로 하는 효과를 확인할 수 있었다고 발표하고 있다.

# 28

# 코로나 중증화와 혈액형과 관련 혈액형에 의한 코로나 중증화 리스크 차이 - A형 B형은 리스크 증가

코로나 중증화와 혈액형에는 관계가 있는 것이 판명.

코로나 유행이 시작된 후, 신형 코로나 감염으로 중증화 가능성이 높은 사람과 경증으로 끝나는 사람을 나누는 요인은 도대체 무엇인지 연구자들은 그 해명에 노력해 왔다.

미국 질병관리 예방센터(CDC)는 코로나 중증화가 되는 리스크 요인에 대해 긴 리스트를 정리하고 있지만 혈액형이 영향을 미친다는 점을 둘러싼 많은 의문이 제기되어 왔다. 그러나 마침내 코로나 중증화와 혈액형에는 관계가 있는 것이 연구 결과 판명되었다.

과학 저널 「PLOS Genetics」에서 발표된 논문에서는 3000개 이상의 혈중 단백질을 분석. 어느 것이 중증화에 반응하는지, 혹은 그 반대인지를 해명하려고 시도했다. (여기서 연구자가 "중증화" 이라고 정의하고 있는 것은 입원이나 인공호흡이 필요, 혹은 사망한 사람). 그 결과, 연구팀은 혈액형을 결정하고 있는 단백질 등, 중증화 리스크를 높였을 가능성이 있는 혈중 단백질을 몇 개 발견. 논문에서는 "감염에 의한 입원 리스크를 높이는 혈액형을 정확하게 특정하는 것은 우리 연구 결과에서는 확언할 수 없다"면서도 연구 결과에서는 A형과 B형에는 해당 혈중 단백질 반응이 보이고 O형은 보이지 않았다고 한다.

논문 공동 저자 크리스토퍼 후벨은 테크놀로지&과학 뉴스 「New Atlas」에, 'A형이 특히 중증화 리스크가 높은 의심이 있다.'라고 코멘트.

"이전 연구에서 코로나 감염자에게 A형 비율이 높다는 것을 알고 있었기 때문에, 이 결과로 A형 중심으로 다음 연구 대상 후보가 될 가능성이 높네요"라고 말했다. 이번 연구에서 혈액형과 감염 리스크 관계에 대해 더욱 의문이 깊어졌다. 그래서 A형과 B형의 경우는 어떻게 하면 좋을지 알아야 할 것을 정리해 보았다.

혈액형이 코로나 감염 위험과 관련이 있다고 생각되는 이유

혈액형과 코로나는 관계는 깊다. 혈액형과 코로나 관계에 대해

연구가 이루어진 것은 이번이 처음이 아니다. 작년 11월, 학술지 『Frontiers in Cellular and Infection Microbiology』에 게재된 논문에서도, A형(B형) 사람은 감염 리스크가 높고, O형과 AB형은 리스크가 낮은 것을 알고 있다. 또한 중국 초기 연구에서도 O형 사람은 감염 리스크가 낮은 반면, A형은 높은 것을 발견하고 있다. 로소 박사는 정확한 근거는 아직 연구 중이지만 왜 이런 일이 일어나는지에 대한 몇 가지 이론이 있다고 말한다.

감염병 주임 토마스 로소 의학 박사

"혈액형과 코로나 감염 리스크 관계에 대해서는 여러 연구가 진행되고 있습니다. 그중 하나는, O형은 항체가 생겨, 그것이 세포 특정 수용체를 통해 코로나 바이러스에 감염되는 리스크를 저감하는 것일지도 모른다는 설, 또 하나는, A형이나 B형은 「바이러스가 세포에 감염하는 능력을 높인다」라고 하는 설"이라고 그는 말한다.

그러나 이번 논문 공동 저자로 스웨덴 카롤린스카 연구소 빈센트 밀리셔 박사는 현재 이것은 아직 추론에 불과하다고 강조. "우리는 혈액과 감염에는 인과관계가 있음을 보여주었지만, 그것을 바탕으로 왜 그렇게 되는지에 대한 대답을 아직 이끌 수는 없다"라고 말했다.

## 혈액형은 다른 전염병에도 영향을 미치는가?

대답은 예스. 확실히 전례가 있다. 1977년에 발표된 연구에서 O형은 콜레라에 걸릴 가능성이 높고, 반대로 A형은 걸리기 어렵다는 것을 알고 있다. 또, 1993년에 발표된 연구에서는, 소화관 내 점막 차이로부터 O형은 A형이나 B형보다 필로리균에 감염되기 쉬운 것을 발견. 2003년 연구에서는 노로바이러스는 O형과 A형 사람 항원(면역반응을 일으키는 물질)에는 보다 효율적으로 결합하지만 B형에는 그렇지 않다는 것을 알고 있다. 게다가 2005년 한 조사에서는 O형 의료 종사자는 SARS에 감염할 위험이 낮았다는 것을 알고 있다.

## 종합적으로 혈액형이 신형 코로나 감염 리스크에 영향을 미칠 가능성은 어느 정도?

전문가는 완전히 명확하지는 않지만 새로운 코로나 감염과 중증화될 가능성에 관여하는 몇 가지 요인이 있다고 지적합니다. 「A형이니까 리스크가 높다고 하는 일반적 법칙은 아니라고 생각합니다. 몇 개의 요인이 복잡하게 얽혀 있을 가능성이 높네요」라고 아달야 박사와 밀리셔 박사도 같은 의견이다. 「통계로서는 의미있는 리스크입니다만 다른 요인에 비해 낮고, 그것은 과거 연구 결과와도 합치하고 있습니다」 즉, 혈액형은 코로나가 중증화하는 리스크에 어떠한 역할을 하고 있을지도 모르지만, 그것이 유일한 이유라든지 주된 이유가 아니라는 것이다.

"결국, 리스크 점에서는 연령적 요인이 크고, 사망률은 연령과 함께 올라갑니다."라고 로소 박사는 말한다. 그러나 연령이 어려도 폐질병이나 비만, 당뇨병 등 기초 질환이 있는 것도 크게 작용한다고 덧붙였다.

## A형이나 B형의 사람은 어떻게 대처해야 하는가?

어떤 혈액형 타입이든 계속해서 철저히 감염 예방- 무서울 필요는 없다. 어떤 혈액형이든 감염 예방 대책은 동일하다는 로소 박사. "즉, 모든 사람은 예방접종과 부스터 접종을 받고 마스크를 착용하고 제대로 손을 소독하고 위생을 유지하는 것이 중요하다. 하지만 A형이나 B형 사람은 중증화 위험이 있는 것을 재검토해 보는 좋은 기회"라고 로소 박사는 말한다. 「A형이나 B형으로 백신 접종을 주저하고 있는 사람은, 이 보고서로 접종해야 할 이유의 하나가 될지도 모릅니다.」

29

# 코로나 스텔스 오미크론(BA.2) - 두 가지 특징

17일(현지시간) 미국 CNN 방송에 따르면 일본 도쿄대 사토 케이 연구원 팀은 의학논문 사전 등록 사이트 '바이오 아카이브'(bioRxiv.org)에서 실험실 연구 결과 - BA.2 스텔스 오미크론이 BA.1 오미크론보다 더 빨리 확산하고 중증도 더 많이 유발하는 것으로 보인다고 밝혔다.

코로나 스텔스 오미크론 - 감염 빠르고, 중증화하기 쉬운 가능성

스텔스 오미크론은 PCR 검사로 판별하기 어려워지고 "BA.2"라고도 불리는 변이 바이러스. 최신 연구에서 두 가지 특성이 보였습니다.

최신 연구에서 보이는 '코로나 스텔스 오미크론' 두 가지 특징.

도쿄대학 의과학 연구소 사토 케이 교수:

스텔스 오미크론(BA.2)은 지금 유행하는 BA.1이라는 종래형 오미크론보다 더 빠르게 유행하기 쉽다는 것이 하나입니다. 두 번째는 스텔스 오미크론이 지금 오미크론(BA.1)보다 병원성이 강하고 높을 수 있고 중증화하기 쉽다는 것입니다. 원래 오미크론은 감염력이 강하다고 알려져 있었지만 스텔스 오미크론은 그것을 초과할 가능성이 있다고 합니다. 또한 중증화에 관해서도 오미크론보다 중증화하기 쉬울 가능성이 있다고 합니다.

**Q** 오미크론 바이러스와 스텔스 오미크론 바이러스는 꽤 다른 바이러스?

글쎄요, 실험을 하고 있는 입장에서도 전혀 다르기 때문에 바이러스로서의 성질도 다르고, 가장 알기 쉬운 점은 바이러스의 유전자 배열 비교했을 때 BA.1과 BA.2 배열의 차이는 중국에서 태어난 신형 코로나 바이러스의 가장 첫 번째 배열과 델타 바이러스 배열 차이의 2 배 정도입니다. 그래서 BA.1(오미크론)과 BA.2(스텔스 오미크론)를 '오미크론'이라는 같은 이름으로 부르고 있는 것은 조금 부자연스럽지 않을까라고 생각합니다.

**Q** BA.1 오미크론에 비해 BA.2 스텔스 오미크론은 델타보다 중증화되기 쉽다고 하는데 중증화되기 쉽다?

그렇습니다, "BA.2 스텔스 오미크론"이 지난주, 도쿄도에서 처음으로, 시중 감염이 확인되었던 바로 직후에 지금 유행하는 BA.1 오미크론보다 중증화하기 쉽다고 병원 연구팀으로부터 이야기를 들었습니다.

**Q** BA.2가 시중에 퍼지고 있을 가능성은?

도쿄도내 뿐만이 아니라 전국적으로 퍼지고 있다고 생각합니다.

**Q** 장기적으로 보면, 오미크론으로부터 스텔스 오미크론 BA.2로 바꾸어 가는 것인가?

다른 나라의 상황을 보더라도 BA.2로 대체가 진행되고 있는 나라가 이미 대부분이기 때문에 일본 국내에서도 이미 감염이 시작되었다는 것을 생각하고 점점 시간이 지날수록 BA.2로 진행해 갈 것이라고 생각합니다. 바이러스가 그 자체의 퍼지는 방법을 생각했을 때에, 유행 대책·감염 대책을 아무것도 하고 있지 않으면 퍼지는 것은 쉽습니다. 그래서, "바이러스가 아무것도 아니라"라는 느슨한 생각과 "이대로라면 언젠가는 줄어들겠지" 하는 생각들이 늘어난다면, 스텔스 오미크론(BA.2)도 자꾸자꾸 늘어나므로, 다시 전국적인 유행은 빨라진다고 생각합니다.

사토 케이 교수는, 앞으로, BA.1 오미크론에서 BA.2 스텔스 오미크론으로 대체되어 진행될 가능성이 높다고 지적하고 있습니다. 앞으로 더 심한 7파 가능성도... 이번 연구는, 현시점에서는 연구실 연구 결과를 의학 논문 사전 등록을 하였고 정식적인 「논문」은 아니라고 합니다만, 스텔스 오미크론의 무서운 특징을 살펴보았습니다.

추가 돌연변이 스텔스 오미크론에 어떻게 대비해야 할까요?

**Q** BA.1과 BA.2에서 백신 효과에 차이는?

거기는 거의 똑같아요. 사토 케이 교수에 의하면, 백신 효과에 큰 차이는 없다고 보여 오미크론에 효과가 있다고 말해지고 있는 3번째 접종을 실시하는 것이 좋다고 이야기합니다.

현재 감염 상황에 대해, 사토 케이 교수는 이렇게 말하고 있습니다.

도쿄도는 감염자 수뿐만 아니라 검사 수도 줄어들고 있죠. 검사 수가 줄어 양성자 수가, 신규 양성자 수가 줄어드는 것은 당연합니다. 그런데 지금 조심해야 하는 것은, 양성률은 도쿄도는 이미 40% 넘고 있지요, 40%. 이 정도면 정부도 "더 이상 모르겠습니다."라는 상태가 되었다고 생각하는 편이 좋다고 생각합니다.

## 추가 기사

미야기현에서는 지난주, 오미크론의 일종으로 감염력이 강하다고 여겨지는 BA.2(스텔스 오미크론)가 처음 확인되었습니다. 전염병학 전문 도호쿠 의대 약학대학의 칸야문 교수는 스텔스 오미크론은 델타 바이러스와 오미크론(BA.1) 모두의 나쁜 특징을 가질 가능성도 있다고 말했다. 현재, 일본에서 맹위를 떨치는 오미크론은 BA.1이라고 불리는 것입니다. BA.2 스텔스 오미크론이란, 오미크론 바이러스 중에서도 한층 더 변이를 거듭한 바이러스로, 사람의 세포에 결합해 감염시키기 위해서 사용하는 스파이크 단백질에 변이를 가져 감염력이 강한 것이 특징입니다.

칸야문 교수

「감염력이 실험적으로는 2배라는 데이터도 나오고 있습니다만, 일반 임상 역학적으로는 1.5배라고 생각해도 좋다고 생각합니다.」 또, 증상은 오미크론과 동일하고 무증상이나 경증이 많다고 알려져 있었습니다만, BA.2는 병원성이 강하게 폐렴을 일으킬 수 있다는 데이터가 지난주 공표되었습니다.

칸야문 교수

"매우 비관적인 과도한 사고방식을 말하면 - (BA.2) 스텔스 오미크론은 증상이 델타까지 못 미쳐도 중증화하고, 또한 지금 오미크론처럼 쉽게 감염성이 더 강하게 퍼지기 쉬운 것이 특징입니다. 델타의 중증화와 오미크론의 전파력 - 양쪽의 나쁜 부분이 합쳐진 코로나 스텔스 오미크론 바이러스와 대치하지 않으면 안 될 가능성이 나왔다." 이런 상황 속에서 칸야문 교수가 수렴의 열쇠 하나로 꼽는 것은, 역시 백신 3회째 접종입니다.

칸야문 교수

"세 번째 백신 접종을 급하게 하지 않으면 델타 때처럼 힘들 것입니다. 반대로 세 번째 백신 접종이 진행되면 극적으로 수렴할 가능성이 있습니다. 또, 스텔스 오미크론은 아이나 손자로부터 감염되어 가정에서 퍼지고 있는 현상이 강하기 때문에, 가정에서 대응이 꼭 필요하다고 생각합니다."

30

# 일본 코로나 대유행 걱정과 원인 파악

## 일본 코로나 오미크론 긴 6파는 - 제7파 돌입 최악의 시나리오

### 제 1원인 -감염력 강한 오미크론 바이러스 "BA.1.1" 등장

코로나 바이러스는 점점 강해지고 있다. 동경대 의과연의 사토 케이 교수가 2월 중순에 공표한 논문에 의하면, (스텔스 오미크론) BA.2의 전파력은 BA.1(원형 오미크론)보다 약 1·4배 높다고 한다. 한편, BA.2는 (일본) 국내에서 바로 퍼지지 않는다는 지적도 있다. 도쿄의과 치과대학 다케우치 칸메이 교수 등은 동경대 병원에 입원 경력이 있는 신형 코로나 환자 유래 검체를 이용하여 게놈 분석을 실시하여 해석 결과를 정기적으로 보고하고 있다.

타케우치 교수는 "일본 국내의 현재 오미크론은 BA.1보다 아미노산 변이가 하나 추가된 BA.1.1"이라고 설명. "오미크론 원형 BA.1보다 오미크론 변이 BA.1.1이 감염 전파성이 높아질 가능성이 있기 때문에 BA.1.1에서 (스텔스 오미크론) BA.2로 바로 대체하기 어려운 환경이라고도 생각된다."라고 말한다.

종합연구대학원대학 선도과학연구과 사사키 교수는 "오미크론은 델타와 비교하여 한편으로는 독성이 약하게 보이지만, 감염 부위가 다르기 때문에 숙주의 영향도 다를 것이다."라고 오미크론 변이 바이러스의 축적에 의한 강력한 독성을 경계한다.

제2원인 - 코로나 백신 효과는 점점 약해지고 3차 접종은 지연되고 있다.

일본이 여러 나라처럼 코로나 양성자가 꾸준히 떨어지지 않는 것은...

오미크론 바이러스에 의한 신형 코로나 6파는 하루 당 신규 양성자 수가 전국적으로 감소하는 경향이 있지만 여전히 페이스는 완만하다. 양성자 수가 내려가지 않은 상태에서 2022년 올봄 제7파에 돌입해 버리는 것인가. 그것의 한 원인으로 코로나 백신에 의해 획득되는 면역은 접종 후 시간이 지남에 따라 약해지기 때문이다.

2월 11일 미국 질병대책센터(CDC) 연구팀은 백신 3차 추가 접종 후 2개월까지는 외래환자 87%, 입원환자 91% 예방했지만 그 효과는 4개월 단계에서는 외래환자 66%와 입원환자 78%까지 떨어졌다고 보고했다. 결론은 백신 약효는 떨어지고 코로나 바이러스는 더욱 교묘하게 전파하고 독성은 더욱 강해지기 때문이다. 그래서 코로나로 죽은 사람은 매주 지날 때마다 증가하고 있다.

22년 2월 28일까지 사망자 누계는 2만 3484명으로 2월 마지막 1주일에는 1624명 늘었다. 지 지난주 1031명, 전 주 1472명으로 사망자 증가 페이스가 가속화되고 있다. 사망자 증가를 억제하기 위해서도 중요한 것은 코로나 양성자를 어떻게 낮추는가이다. 일본 31도 도부현에서 실시 중인 「만연 방지 등 중점 조치」는 다음 주 3월 6일이 기한. 정부는 이번 주에도 수도권과 간사이권 등 10도부현을 대상으로 연장할 방침이다. 그런데, 일본 국내에서는 오미크론에서도 감염력과 독성이 강한 가능성이 있는 계통이 주류가 되고 있는 것이 판명되어 제6파가 길어질 우려가 있다고 한다.

밝혀진 것은 도쿄 의과 치과대의 SARS-CoV-2 전 게놈 해석 프로젝트 팀. 지난해 말부터 지난달 중순까지 코로나 환자 40명에서 검출한 검체를 조사한 결과 70% 이상이 'BA.1.1'로 불리는 계통이었다고 한다. 동경대 치과대 타케우치 교수는 "국내의 현재 오미크론은 BA.1보다 아미노산 변이가 하나 추가된 BA.1.1"이라고 설명.

(그리고 스텔스 오미크론 BA.2도 진행)

양성자 감소 페이스가 둔한 것은 백신 3회째 접종의 지연

「BA.1.1」은 이른바 오미크론 「BA.1」이 한층 더 변이 한 바이러스로 - 오미크론 원형 「BA.1」보다도 감염 힘이 강할 수 있다.

양성자 감소 페이스가 둔한 것은, 「BA.1.1」이 요인인가.

쇼와대의학부 객원 교수 니키 요시히토 씨(임상 감염증학)가 이렇게 말한다. "외국처럼 양성자 수가 낮아지지 않는 것은 바이러스 특성이라기보다 백신 세 번째 예방 접종 지연이 원인이 될 것입니다. 신규 양성자 중심이 되는 어린이 감염 대책에도 백신 접종보다는 자연스럽게 수렴하기를 기다리고 있는 상황입니다. 특히 도쿄도는 검사가 불충분하고, 양성자를 제대로 포착할 수 없습니다.

검사 인원 수도 피크 시 2만 9816명(7일 평균)에서 지난달 25일에는 43% 감소한 1만 6975명(동)까지 줄었다. 검사 건수가 동일하고 양성자 수가 줄어들면 코로나가 수렴으로 향하고 있다고 말할 수 있지만, 실제로는 검사 수가 약 절반으로 줄어들고, 양성률은 27일 시점에서 36. 3%로 고정된 상태다. 재빨리 피크 아웃한 오키나와에서는 신규 감염자 수의 7일간 평균이 500명대에서 600명대로 늘어나고

있다. 제6파에서 제7파로 돌입하는 최악의 시나리오는 어쨌든 피하고 싶다.

제3원인 - 백신 미접종자(어린이 & 청소년) 들을 공격한다.

- 5~11세의 코로나 백신 효과 빨리 감소 미국 연구자 공표.

미국 뉴욕(NY) 보험 당국의 연구자들은 2월 28일 5~11세 신형 코로나 바이러스 백신 효과는 12~17세에 비해 효과가 더 빨리 떨어진다는 연구 결과를 공표했다.

5~11세는 화이자제 백신을 접종하고 있지만, 유효성분이 12세 이상의 3분의 1 정도일 가능성이 높다고 분석하고 있다. 작년 12월~올해 1월에 걸쳐, 뉴욕주에서 백신을 2회 접종한 5~11세 약 37만 명과 12 ~17세 약 85만 명 데이터를 바탕으로, 감염자나 입원자를 비교해 백신 효과를 조사했다. 감염을 막는 효과를 보면, 12~17세는 지난해 12월 중순에는 66%, 올해 1월 하순에는 51%였지만, 5~11세는 같은 기간에 68%에서 12%로 떨어졌다. 입원을 막는 효과는 12~17세는 같은 기간 85%에서 73%로 떨어졌지만 5~11세는 100%에서 48%로 반감했다.

이런 원인으로 2022년 더 큰 코로나 오미크론  대유행이 온다.

백신 3번째 접종 언제 맞는지 헤매는 사람에게 알고 싶은 현실 - 백신 유효 활용 열쇠를 잡는「2022년 유행 예측」

• 2022년, 제7파 유행 예측이 필요

코로나 백신에 의한 면역이 시간 경과와 함께 감쇠하는 것은, 추가 접종에 한정된 이야기는 아니다. 유사한 현상은 2회 접종 후 면역을 평가한 다수의 연구 그룹으로부터 보고되었다. 분명히 코로나 백신은 홍역이나 풍진 백신 등과 같이 한 번 맞으면 효과가 영속하는 것이 아니라 인플루엔자 백신처럼 유행에 맞춰 여러 번 맞아야 할 것 같다. 덧붙여서, 인플루엔자 백신 효과 지속 기간은 5개월 정도다. 유행이 본격화되는 12~1월에 대응하기 위해 가을 이후에 접종되고 있다. 똑같은 논의가 코로나 백신에서도 필요하다.

추가 접종 논의에서 중요한 것은 2022년 - 2024년 유행 예측이다. 주목해야 할 것은 일본에서는 지난 2년간 봄과 여름 겨울에 유행을 반복해 온 것이다. 실은 계절성은 일본에 한정한 이야기는 아니다. 세계 및 아시아 유행 패턴은 일본과 같다. 이런 사실을 고려하면 2022년 올봄과 올여름에도 유행한다고 생각하는 것이 자연스럽다. 작년 봄은 3월 말부터 감염자가 늘어나 피크는 5월 14일이었다. 지난여름은 7월 초순부터 감염자가 늘어나 8월 25일이 피크였다. 올해도 이런 시기에 유행이 재연할 것이다. 게다가 인식해야 할 것은 새로운 변이 바이러스가 유행할 가능성이다. 지난해 유행 주체는 알파 바이러스 지난여름은 델타 바이러스였다. 게다가 올겨울은 오미크론 바이러스이다. 모두 감염력이 강하고, 또한 백신에 내성을 나타냈다.

이번 유행에서도 이미 감염력이 강한 스텔스 오미크론 BA.2라는 변종 바이러스가 국내 감염이 확인되고 있다. 돌연변이의 대부분은 인도나 남아프리카 등 개발도상국에서 감염이 확대된다. 예방접종이 진행되지 않았기 때문에 대유행을 일으키기 때문이다. 영국 옥스퍼드대학이 운영하는 데이터베이스 'Our World in Data'에 따르면 2월 25일 현재 아프리카에서의 백신 접종 완료율은 12.8%에 불과하다. 대유행에 의한 집단면역의 획득을 기대하는 목소리도 있지만, 세계 전문가들은 개발도상국에서 예방접종이 진행되는 2024년까지 코로나의 유행은 계속될 것으로 예상하고 있다.

• 지금 맞으면 6개월 후에 효과는 희미해지고 있다

이상의 사실을 고려하면, 2022년 올봄과 올여름은, (일본) 우리나라에서 새로운 변이 바이러스가 유행한다고 상정해 준비를 진행하는 편이 좋다고 나는 생각한다. 그런데 우리나라의 논의에서 그런

기색은 전혀 없다. 2월 7일, 키시다 후미오 총리는 2월 말까지 하루에 100만 회의 접종을 달성할 수 있도록 고토 시게유키 후생 노동 장관에게 지시하고 있으며, 요미우리 신문은 2월 26일 "코로나 제6파 '고령자에 대한 추가 접종을 서두른다'라는 사설을 게재해 정부의 자세를 지지하고 있다."

(일본) 오미크론의 유행은 이미 피크를 넘었다. 추가 접종을 서둘러도 급속히 수렴할 것이다. 한편, 지금 추가 접종을 하면, 6개월 후의 여름 유행까지는, 거의 효과는 없어지고 있다. 실은 이 상황은 현재 제6파와 같다. 지난해 우리나라에서 고령자 접종이 본격화된 것은 5월이다. 많은 노인들이 여름까지 접종을 완료했습니다. 현재, 그로부터 반년 이상이 경과하고 있다. 이 무렵에 접종을 마친 노인 면역은 이미 저하되고 있다. 그런데 일본은 추가 접종을 진행하지 않았다. 2월 25일 현재 일본의 추가 접종 종료율은 17.4%로 주요 선진국(G7)에서 최하위다. 이것은 오미크론의 감염이 확대되고 노인이 희생된 것에 영향을 미친다.

이것은 후생성이나 전문가의 판단 실수다. 내가 주목하는 것은 지난해 9월 17일에 개최된 후생과학심의회 예방접종·백신 분과회에서 와타다 류지·국립감염증 연구소 소장의 발언이다.

와타다씨는 "추가 접종의 필요가 있다는 것이 즉시 단정할 수 있는가 하는 것은, 현재 증거자료로 정말로 말할 수 있을까라고 생각하고, 나도 조금 유보하고 싶다"라고 견해를 말해, 추가 접종 견해에 보류를 말했다.

국립 감염증 연구소는 후생노동성의 '시설 등 기관'(관련 시설)이다. 그 발언은 의료기관의 의향을 반영한 것이다. 의료기관과 주위 전문가의 총의로 생각해도 좋다. 불행히도, 이 판단은 전문가로서는 있을 수 없다. 이는 이 시점에서 일본을 제외한 주요 선진 7개국 모두에서 추가 접종이 시작되었기 때문이다.

게다가 지난해 7월에는 이스라엘 정부가 2차 백신 접종으로부터 시간이 지나면 항체가가 저하되어 델타의 감염을 막지 못한다고 보고했고, 미국 화이자도 추가 접종으로 항체가가 5~10배 증가하는 것을 근거로 유럽의 규제 당국에 추가 접종을 승인 신청할 방침을 밝혔다.

• 2022년 봄 이후의 유행 대책을 어떻게 할까

「영국정부, 백신 추가 접종을 검토에 고령자 등에 3회째」등 기사를 전달하고 있다. 일본의 논의가 세계 표준에서 벗어나고 있는 것을 알 수 있을 것이다. 이후 정부가 추가접종을 늦춘 이유로 내세우는 두 번째 접종 종료 후 6개월 또는 8개월이라는 간격은 본질적인 문제가 아니다. 지금 우리가 논의해야 할 것은 2022년 올봄 이후의 유행 대책이다. 세계에서는 이미 논의가 시작되고 있다. 효과에 대해서는 회의적인 의견이 있지만, 이스라엘에서는 4회째 접종이 시작되었고, 미국 화이자, 독일 비온텍은 오미크론용 백신 임상 시험을 시작했다. 그렇다면 우리나라가 할 수 있는 것은 무엇인가. 그것은 추가 접종을 효과적으로 활용하는 것이다. 오미크론의 유행이 고개를 넘어서야 추가 접종 시기에 대해서는 냉정한 논의가 필요하다.

31

# 코로나 감염 후 백신 접종 필요성

신형 코로나 바이러스에 감염력이 있는 사람의 백신 접종에 대해 후생노동성은 「가능」으로 하는 것만으로 적극적으로 권고하는 것은 아니다. 그러나 국외 보고에서는 접종하는 것이 좋은 이유를 알 수 있다. 일본 국내 신형 코로나 바이러스 감염자는 누계 500만 명을 넘었다. 감염되면 신체에 신형 코로나 바이러스에 대한 항체를 만들 수 있습니다. 그래도 백신을 접종하는 것이 좋은 것일까.

후생노동성의 사이트 「신형 코로나 백신 Q&A」에서는, 「신형 코로나 바이러스에 감염된 적이 있는 사람은 백신을 접종할 수 있습니까?」라고 하는 질문에 대해, 감염한 분도 백신을 접종할 수 있습니다. 라는 답변이 게재되어 있습니다. 그 후, 국외 추천 상황이 기재되어 있지만, 후생성은 감염 후 접종을 추천한다고는 적혀 있지 않다.

한편, 세계보건기구(WHO)의 신형 코로나 바이러스에 관한 Q&A 사이트에는 "이미 감염력이 있어도 백신을 접종해야 하는가?"라는 질문에 "해야 한다"라고 쓰여 있다. 미국 질병 대책 센터(CDC)도 "감염 유무에 관계없이 5세 이상 모든 사람에게 백신의 접종을 권장합니다."하고 있다.

• 감염 후 면역 떨어지는 현상

WHO는 감염 후에도 백신 접종을 권장하는 이유로 감염에 의해 생기는 면역은 개인차가 크지만 감염 후 백신을 접종함으로써 일관되게 강한 면역을 얻을 수 있다는 점을 들고 있다. 미국 CDC가 2021년 8월에 발표한 보고에 따르면, 미국 켄터키주 주민 약 740명을 조사했는데, 백신 접종을 받지 않은 사람이 감염 후 재감염할 위험은 백신 접종을 완료하고 있다 사람의 2.3배 높았다.

구마모토대학 의학부 혈액·교원병·감염증 내과 마츠오카 마사오 교수(바이러스학)도, 감염 후 백신 접종을 추천한다. 신형 코로나 바이러스 경우 백신 효과가 반년 정도로 감소하는 것과 같이 감염되어 생긴 면역도 시간이 지나면 약해집니다. 그러므로 백신 접종에 의해 면역력을 강화하는 것이 좋다고 생각할 수 있습니다. 신형 코로나 바이러스 표면에 있는 단백질을 표적으로 한 중화항체는 감염에 의한 것보다 백신 접종에 의해 얻어지는 것이 많다고 보인다.

화이자나 비온텍 등이 백신이 승인되기 전에 실시한 임상시험에서는 1회 50마이크로그램 접종을 2회 받은 사람의 중화항체양은 감염된 사람 중화항체의 양보다 3.6배 높았다. 자세한 것은, 과학지 「네이처」에 20년 9월에 게재된 논문으로 소개되고 있다. 감염 경험이 있으면 감염 경험이 없는 사람보다 백신에 의해 강한 면역을 할 수 있다. 미국 마운트 사이나이대학 등이 2021년 4월 의학지 '뉴잉글랜드 저널 오브 메디신'에 발표한 보고에서는 화이자 또는 모더나 mRNA 백신을 접종한 110명의 조사에서는 감염 경험자 백신 완료 후 중화항체의 양은 감염되지 않은 사람의 약 6배 높았다.

## 「발열 나온 사람일수록 백신 효과 높다」 발표

신형 코로나 바이러스 백신 접종을 둘러싸고, 규슈대학 병원(후쿠오카시)과 후쿠오카 시민 병원은 4일, 2회 접종 후에 발열한 사람이 감염을 막는 항체의 양이 높다고 하는 연구 성과 발표했다. 두 병원에 따르면 연구 중인 세 번째 접종에서도 비슷한 경향이 나오고 있다고 하며, "발열이 나온 사람일수록 백신 효과는 높다"라고 한다.

두 병원이 2021년 5, 6월에 후쿠오카 시민 병원에 근무하는 간호사나 사무직원 등 335명을 대상으로 미국 화이자 백신 2회째 접종 후 항체의 양을 측정한 결과, 접종 후에 발열한 사람이 높은 것을 알았다. 높은 발열일수록 항체가 높은 경향이 있고, 접종 후에 38도 이상으로 상승한 사람은 37도 미만인 사람에 비해 평균 약 1.8배 항체의 양이 있었다고 한다.

한편, 관절통이나 두통 등 발열 이외의 부작용이 나오더라도 항체의 양은 변하지 않았다. 연구에서는, 부작용이 나온 후에 해열 진통제를 사용해도 항체의 양은 내려가지 않는 것도 판명. 발열을 비롯한 접종 부위 붓기, 두통 등 부작용이 나오더라도 해열 진통제 사용은 항체의 양에 영향을 주지 않았고, 면역은 충분히 획득되었다고 한다.

연구 성과를 정리한 규슈대의학연구원 병태 복구내과학 정용 조교는 "발열 유무에 관계없이 충분한 항체의 양을 얻을 수 있었지만, 발열한 사람이 항체의 양이 높았다"라고 설명. 연구 중 백신 3회째 접종에서도 같은 경향이 나오고 있다고, '어떤 부작용이 나와도 해열 진통제를 사용할 수 있고, 사용해도 백신 효과가 손상되지 않는다. 안심하고 접종해 주었으면 한다.'라고 하였다.

32

# 신형 코로나 기존 백신의 효능 한계 - 네 번째 백신 접종 효과로 밝혀짐

일본에서는 현재 부스터 접종이라고도 불리는 3번째 신형 코로나 백신 접종이 진행되고 있습니다. 이스라엘에서는 이미 네 번째 접종이 진행되었으며 그 결과의 일부가 보고되었습니다. 결과는 불행히도 눈부신 효과는 확인되지 않고, 이 결과에 의해 기존 백신 정책은 큰 기로에 서게 될 것 같습니다.

네 번째 mRNA 예방 접종 후 항체가 얼마나 증가하는지

이스라엘에서 의료 종사자를 대상으로 한 네 번째 백신 효과와 안전성을 평가한 연구가 보고 되었습니다. 의료 종사자 1250명 중 화이자 3번째 접종 후 4개월 후 154명이 화이자 4번째 접종을 받고 120명이 모더나 4번째를 접종했습니다.

코로나 오미크론 바이러스에 대한 중화항체는 4회 접종 후에도 불충분

예방 접종 후 생산되는 중화항체 (실제로 바이러스를 중화하기 위한 항체)의 양은 돌연변이 바이러스의 유형에 따라 다릅니다. 원래 화이자나 모더나의 mRNA 백신은, 중국 우한에서 발견된 신형 코로나바이러스(이른바 야생균)의 스파이크 단백질을 세포 내에서 생산해 면역을 얻는다고 하는 것입니다. 그러나 오미크론에서는 매우 많은 스파이크 단백질의 돌연변이가 일어나고 있으며, 야생균의 스파이크 단백질과는 모양이 크게 달라지고 있습니다. 이 때문에, mRNA 백신 접종에 의해 야생균에 대한 중화항체는 많이 생산되지만, 변이 바이러스 오미크론에 반응하기 위한 중화항체의 양은 충분하지 않다.

백신 4회째 접종으로는 어떻게 되는가 하면, 이것 역시 야생균과 비교하면 10분의 1이하의 양이 되어 있어, 충분하다고는 말할 수 없습니다. 중화항체의 양은 감염을 방지하는 효과와 대체로 상관관계가 있는 것으로 생각되고 있으며, 오미크론에 대해 충분한 중화항체가 생산되지 않는 것은, 충분히 감염을 막기 어려운 것으로 추측됩니다. (예방 효과는 반드시 중화항체의 양과 상관되지 않습니다).

## 4차 백신 감염 예방 효과는 11~30%

이 연구에서 4번째 백신 접종을 하지 않은 사람(3번째까지 접종한 사람)은 관찰 기간 중에 25%가 오미크론에 감염된 반면, 화이자 접종군은 18.3%, 모더나 접종군은 20.7%가 감염되었다. 그러나 이 연구에서는 참가자 수가 많지 않기 때문에 백신 효과를 과소평가하고 있을 가능성도 있습니다.

또한 4번째 접종 후 발생한 부작용은 3번째까지의 부작용과 큰 차이는 보이지 않았다. 지금까지대로 접종 부위의 붓기와 통증, 나른함, 근육통, 두통, 발열, 림프절의 붓기 등이 보이고 있습니다. 접종 3번째보다 특히 부작용이 많아진다는 것은 없는 것 같습니다.

60세 이상 노인은 감염 위험이 반감되고 중증화 위험이 1/4

화이자는 3월 15일에 보도 자료를 발표하고 이스라엘에서 60세 이상 노인을 대상으로 한 네 번째 백신 접종 효과에 대해 발표했습니다. 이 보도 자료에 따르면 세 번째 접종 후 4개월 후에 네 번째 백신 접종을 한 노인 경우 네 번째 접종을 하지 않은 노인과 비교하여 감염된 사람이 절반이고 중증화한 사람은 4분의 1이었다는 것입니다. 이러한 데이터를 바탕으로, 화이자사는 미국 FDA(미국 식품의약국)에 65세 이상고령자에 대한 4회째 접종에 관한 신청을 실시했다고 합니다.

### 네 번째 접종 효과로 보인 기존 백신의 한계

이상과 같이 네 번째 백신 접종 효과나 안전성에 관한 정보는 한정되어 있지만, 세 번째와 네 번째 사이에는 큰 효과의 차이는 없고, 적어도 "전원이 네 번째 접종을 하면 코로나는 종식한다"는 것은 기대할 수 없을 것 같습니다. 신형 코로나 바이러스 오미크론이 주류가 되고 있는 현상에 있어서는, 4번째 백신 접종하는 것으로 접종한 사람의 감염 리스크를 낮출 수는 있는 것 같습니다만, 감염을 완전하게 막을 수 없는 것 같습니다. 고령자는 시간 경과와 함께 중증화를 막는 효과도 나오기 때문에 4회째를 접종하는 의의는 있을 것입니다.

병원 내에서 클러스터를 조금이라도 막는다고 하는 의미에서는 의료 종사자도 접종 대상이 된다고 생각됩니다. 그러나 이미 3회 접종을 완료하고 중증화 위험이 크게 떨어진 그 이외의 사람들에게는, 3회째로부터 단 4개월 간격으로 4회째 접종을 실시하는 것은 현실적이지 않을 것이다. 이번 네 번째 접종 효과에 관한 보고는 효능을 나타내기보다는 기존 백신의 한계를 나타냈다고 할 수 있습니다.

지금까지 기존 mRNA 백신이 신형 코로나 예방과 치료에 완수한 공적은 너무 크고 훌륭한 것입니다. 현재, 감염력이 매우 강한 오미크론으로 감염자가 폭발적으로 늘어 버렸습니다만, 그래도 이만큼 중증자·사망자로 끝나고 있는 것은 백신 접종의 영향이 매우 큽니다.

그러나 기존 백신은 중증화 예방 효과는 유지되고 있지만, 단기간에 출현해 오는 변이 바이러스에 대해서 충분한 감염 예방 효과를 지속적으로 유지할 수 없게 되었습니다. 또, 4개월마다 추가 접종을 연장하여 실시하는 것은 일부 기초 질환이 있는 분이나 고령자 이외의 사람들에게 있어서는 현실적으로 어렵다고 생각됩니다.

기존 백신의 추가 접종은 중증화 위험이 높은 사람에 한정하고, 향후는 보다 장기간 효과가 지속되는 백신이나, 다양한 변이 바이러스에 대해서 폭넓은 효과를 가지는 백신 개발에 주력해야 한다는 의견이 늘어날 것입니다. 그런 의미에서 이번 네 번째 접종 효과에 관한 보고는 앞으로 추가 백신 개발의 필요성을 다시 인식하게 되었다고 말할 수 있을 것이다.

그리고 그러한 백신이 등장할 때까지는 네 번째 이후 백신은 '어떤 사람들에게' '얼마의 간격으로' 접종해야 하는지 과학적 근거와

실현 가능성 관점에서 검토하지 않으면 되지 않습니다. 덧붙여 고령자나 기초 질환이 있는 분에게 있어서는 3번째 백신 접종이 중증화 리스크를 크게 낮추는 것은 틀림없습니다. 또한 많은 사람들에게도 세 번째 백신 접종은 오미크론에 의한 감염을 막는 효과를 다시 높일 수 있습니다. 본고에서는 「4번째」 백신 접종에 대해서 설명하고 있는 것에 주의해 주세요.

33

# 뒤에 더 센 놈이 출현 준비 중

## 새로운 돌연변이 바이러스로 출현

(일본) 2월 5일 드디어 하루 코로나 신규 감염자가 10만 명을 넘었다. 현재 감염자 대부분은 오미크론 바이러스에 의한 것이지만, 델타 바이러스에 의한 감염도 뿌리 깊게 남아 있다. 실은 이 델타 바이러스의 새로운 변이 바이러스가 나타나, 오미크론이 유행하는 지금 이미 새로운 델타 바이러스 감염자가 나오기 시작했다. 프로그램에서는 동경대 첨단연의 코다마 명예 교수를 스튜디오에 초대해, 이 현상과 대책 등을 들었다.

### • 우연히 깨지기 쉬운 바이러스이었지만…

작년 여름, 제5파라고 불리는 코로나 감염의 피크가 있었다. 이것은 델타 바이러스에 의한 것이며, 치사율, 중증화율은 현재 주류인 오미크론보다 훨씬 높았다. 유럽에서는 델타 바이러스가 맹위를 흔들었지만 일본에서는 왠지 일찍 피크 아웃했다. 하지만 이 델타 바이러스는 지금도 만날 수 있다고 코다마 명예 교수는 말한다.

도쿄대학 첨단 과학 기술 센터 코다마 류코 명예 교수 -

「제5파 때 일본에 들어온 것은 AY29라는 특수한(델타) 바이러스로, NSP14라는 돌연변이가 있어 망가졌기 때문에, 일본에서는 약해져서 빨리 사라졌지만 미국 · 유럽에서는 꽤 끈질기게 살아 있었습니다.」

작년, 연구실에서 민간 PCR 검사에 전해진 검체를 게놈 해석하고 있었는데 이상한 것이 있는 것을 알았다고 한다. 지금까지는 PCR 검사에서 사용되는 2개의 시약 모두 양성 반응을 하고 있던 델타 바이러스이지만, 그 시약 중 하나를 검사해도 검출이 안 되고 빠져 나가는 스텔스 델타 바이러스가 나타났다는 것이다.

게놈 해석을 하지 않으면 몰랐던 사실. 이 델타 바이러스가 두 검사 시약을 빠져나가는 것으로 돌연변이 할 가능성에도 주의를 해야 한다고 한다. 지금 더욱 경증이 많다고 하는 오미크론이 유행하고 있기 때문에, 민간 검사로 양성이 되어 자택 요양(자택 치료)하면, 돌연변이 된 델타일 가능성도 있어 중증화의 위험성도 높다고 한다.

「델타 바이러스 변이에 의해 지금 오미크론이 없어진 후 제7파가 될 가능성도 있다?」

도쿄대학 첨단 과학 기술 센터 코다마 류코 명예 교수 -

네. 그런 것입니다. 오미크론에도 BA.1에 대해 BA.2라고 하는 것이 늘어나고 있습니다. 바이러스 진화의 모습을 주의해 보고, 세세하게 대응을 세워야 한다." 이미 강한 새로운 델타 바이러스는 100개국 이상에서 확인되어 일본에서도 300건 사례가 보고되고 있다.

● 지금 백신은 3회까지 밖에 효과가 없다

현 단계에서 중증화하지 않기 위한 최선책은 백신 접종이며 3회째의 접종을 서둘러야 한다고 코다마 선생님도 말한다. 「α(알파), β(베타), γ(감마), δ(델타)」라는 것이 나오고, α, β, γ, δ는 3번째까지 백신 접종이 굉장히 효과가 좋다는 것입니다. 그런데 백신을 맞고 있으면, 백신에 저항성 변이가 면역 부전 사람으로 늘어나고, 오미크론 같은 것이 나오게 된다. 그러면 이번은, 이스라엘에서 보이는 것처럼 3, 4번째 백신을 맞아도 감염 확대 자체는 효과가 적을지도 모른다. 지금 중국 우한형 코로나 백신에서는 아마 3번째까지가 하나의 대안이므로 3번째까지를 서둘러(접종해), 그 사이에 새로운 대책을 생각하지 않으면, 반대로 백신 부작용 가능성도 남아 있다.」

● 수비가 아니라, 공격의 과학 기술을

그 바이러스가 어떤 "얼굴"을 하고 있는지 게놈 해석을 확충해야 한다고 모두 입을 모은다. 영국, 덴마크 등에서는 감염자 수의 대부분을 게놈 분석하고 있다. 하지만 일본에서는 한결같이 분석 수가 늘지 않는다. 일부 국가에서는 기업과 대학이 분석에 협력하고 있지만 일본에서는 국가 기관 등 대응하는 조직이 한정되어 있다고 한다.

도쿄대학 첨단 과학 기술 센터 코다마 류코 명예 교수 -「(코로나 초기 대응) 실패였던 것은, 대학이 문과성 지도로 최초 대응 시에 시설을 닫고, 대학 안에서 감염자를 내지 않는다고 하는 "수비"적인 대응이었다. 일본의 기초 과학은 상당히 힘 있으니까 예를 들면 소형 로봇으로 (검사를) 할 수 있다든가, 오미크론을 검사하는 PCR 키트도 발매된다. 그러한 일본 과학 기술의 좋은 것을 자꾸자꾸 사용해, 조금 "공격"의 과학기술로 옮긴다… (중략) 지금은 대학이나 연구자가 분발해야 할 때입니다」 이번에 발생한 델타 돌연변이 바이러스를 놓치지 않고 다음 방역을 위해서는 무엇이 필요한가를 일본 과학자의 지견을 집결시켜 앞을 추월한 정책 입안을 하는 것이 지금 요구되고 있다.

34

# 신형 코로나 바이러스의 재조합체 메커니즘

2021년 후반에 일본에서 주류가 되고 있던 델타 바이러스와 2022년 현재 일본에서 퍼지고 있는 오미크론 바이러스의 재조합체인 변이 바이러스를 통칭하여 「코로나 델타크론」이라고 하는데 이 바이러스가 지금 화제가 되고 있습니다.

현시점에서 코로나 델타크론 바이러스에 대해 알고 있는 것에 대해 정리했습니다.

## 신형 코로나 바이러스의 재조합체란?

재조합체는, 2종류 이상 변이 바이러스에 동시 감염하는 것으로 감염자의 체내에서 그 유전자가 섞여서 발생하는 것입니다. 신형 코로나바이러스는 인간뿐만 아니라 동물에게도 감염될 수 있기 때문에 동물 체내에서 재조합이 일어날 수도 있습니다. 신형 코로나바이러스 재조합은 드문 일이 아니며, 신형 코로나바이러스 감염 유행이 시작된 후, 몇몇 재조합체가 확인되고 있다.

일본에서도 2021년 10월에 알파와 델타와의 재조합체가 발견되었습니다. 그러나 지금까지는 이들 재조합체가 다른 변이 바이러스보다 감염력이 강하게 확대된 사례는 없었다.

### 지금까지 발견된 델타크론의 특징이란?

델타와 오미크론과 재조합체 통칭「델타크론」출현에 대해서는, 지금까지도 여러 나라나 지역으로부터 보고가 나왔습니다만, 정확한 바이러스 유전자 정보에 대해서는 프랑스 파스퇴르 연구소에서 2022년 3월 9일에 GISAID 라는 바이러스 정보 플랫폼에 최초로 공개되었습니다.

프랑스에서는 이 XD라고 불리는 델타크론이 2022년 1월 초순부터 이미 여러 지역에서 검출되고 있었던 것 같습니다. 현재 XD 감염자는 프랑스에서 40명, 덴마크에서 8명, 벨기에에서 1명, 총 49명이 보고되었습니다.

이 델타크론은 스파이크 단백질이라는 감염력과 백신 효과와 관련된 부위의 유전자 영역에 관해서는 오미크론(BA.1)과 매우 유사한 특징을 가지고 있으며, 다른 부분은 델타(AY. 4)와 비슷한 특징을 가진 것 같습니다. 스파이크 단백질에서 발견된 36개의 아미노산 변이 중, 오미크론이 가지는 변이가 27개, 델타가 가지는 변이가 5개, 오미크론과 델타에 공통되는 변이는 4개 발견되고 있습니다.

영국에서는 다른 델타크론이나 BA.1(오미크론)과 BA.2(스텔스 오미크론)의 재조합체도 발견. 영국에서는 XD와는 다른 델타와 오미크론의 재조합체 "XF"가 보고되었습니다. XF는 2022년 1월 7일 이후 영국에서 38건이 발견되고 있습니다만, 2월 중순 이후는 확인되지 않고, 현재 확대하고 있는 상황이 아닌 것 같습니다.

게다가 영국에서는 오미크론끼리의 재조합체 "XE"도 발견되고 있습니다. 오미크론은 일본에서도 제6파의 주류였던 BA.1 오미크론과 보다 감염력이 강하다고 여겨지는 BA.2 스텔스 오미크론으로 나뉩니다. 이 BA.1 오미크론과 BA.2 스텔스 오미크론의 재조합체는 영국에서 보고되었다. 델타와 오미크론의 재조합체가 통칭 「델타-크론(delta-cron)」이라면, 오미크론끼리의 재조합체는 무엇이라고 불릴까요. 「오미크로크론(Omicro-cron)」이라면 어떻습니까. 우선 영국에서 발견된 이 BA.1 오미크론과 BA.2 스텔스 오미크론의 재조합체는 XE라고 불리며, 지금까지 영국 국내에서 총 637건이 확인되었다.

### XD, XE, XF의 감염력이나 중증도, 백신에 대한 효과는?

「델타크론」이라고 불리는 델타와 오미크론의 재조합체는 복수 발견되고, 오미크론끼리의 재조합체인 XE도 발견되고 있다. 그러면, 이들 변이 바이러스끼리 재조합체의 감염력, 중증도, 백신에 대한 효과는, 지금까지의 변이 바이러스에 비해 어떻게 되고 있는 것일까요?

결론적으로 보면, 아직 이러한 재조합체 정보가 한정되어 있고, 감염력, 중증도, 백신에 대한 효과 등에 대해서는 정확히 알 수 없습니다.

최소한 남아프리카 공화국에서 오미크론이 발견된 후 다시 한 번 전 세계에 퍼진 상황과는 다른 것 같습니다. 계속해서 이들 재조합체, 그리고 새롭게 출현하는 변이 바이러스 확산을 모니터링해 나가는 것이 중요합니다.

35

# 코로나 팬데믹 선언에서 2년 - 출구를 위한 과제는?

2020년 3월 11일 (서양 11일 / 동양 12일) 세계보건기구(WHO)가 신형 코로나 바이러스 팬데믹(세계적인 유행)을 선언한 지 2년이 경과했다. 일부 국가에서는 코로나 관련 다양한 규제를 완화·해제하고 '코로나와의 공생'을 목표로 하는 움직임도 보인다. 세계보건기구(WHO)는 세계 인구 약 70%가 백신을 접종하면 올해 중반 팬데믹 '급성기'를 벗어날 가능성이 있다고 말했다.

• 팬데믹에서 엔데믹으로?

스페인을 비롯한 국가들은 신형 코로나를 '엔데믹' 단계로 이행했다고 보는 접근법을 제창하고 있다. 즉, 인플루엔자(유행성 감기)와 같이 인류가 공생 가능한 계절성 감염증이라고 파악하는 사고방식이다. 하지만 영국 옥스퍼드대학(University of Oxford) 바이러스 진화학자 앨리스 카츠오라키스(Aris Katzourakis) 씨는 "'엔데믹'이라는 말은 이번 코로나 유행에서 가장 오용되고 있는 말 중 하나"라고 말한다. 그는 최근 영국 과학 잡지 네이처(Nature)에서 "엔데믹인 동시에 광범위하게 유행하는 치사율이 높은 전염병도 있다"라고 말해 2020년 말라리아로 60만 명 이상, 결핵으로 약 150만 명 사람이 전 세계에서 사망하고 있다고 지적했다.

영국 정부 비상시 과학 자문 위원회(Scientific Advisory Group for Emergencies)는 예상할 수 있는 향후 수년간 시나리오를 몇 가지 보여주고 있다. 그중 '타당한 최선 시나리오'는 지역과 계절에서 유행하는 규모가 축소되고, 또 신형 코로나 감염자 수가 많을수록 독감 감염자 수가 적어진다는 것이다. 한편, 최악 시나리오는 예측할 수 없는 변이 바이러스의 출현과 코로나 유행의 파도가 반복되어 세계적으로 엄격한 규제가 부활할 수밖에 없다는 것이다. 이러한 시나리오를 좌우하는 것은 1) 변이 바이러스의 출현과 2) 백신의 장기적인 효과라는 두 가지 불확실한 요소이다.

1) 변이 바이러스의 위협

백신 관점에서는, 2022년 감염력이 강한 변이 바이러스 「오미크론과 스텔스 오미크론」은 새로운 지표가 되는 동시에 시금석이 되었다. (PCR 검사를 피하고 백신의 효과가 돌파하고 침입하기 때문) 역학자의 대부분은, 신형 코로나를 감염이 퍼지는 채로 방치해 두면, 새로운 바이러스로 변이할 가능성이 높아진다고 지적하고 있다. 게다가 새로운 바이러스가 약화하는 보증은 어디에도 없다.

"바이러스는 시간이 지남에 따라 더 온화한 것으로 진화한다는 낙관적인 오해가 퍼지고 있다"라고 카츠오라키스는 경고한다. 예를 들어 2021년 유행한 델타 바이러스는 2020년 중국 우한에서 발생한 최초 알파 바이러스보다 치사율이 높다고 지적했다. (결과적으로 시간이 지남에 따라 더 강해짐) 또한 오미크론은 기존 백신에 의한 면역을 빠져나갈 수도 있다. 다만 중증화나 사망을 막기 위해서는 백신, 특히 현재 전 세계에서 실시되고 있는 세 번째 추가 접종(부스터 접종)은 매우 효과적이다.

2) 백신의 향후

이스라엘이나 스웨덴 등에서는 네 번째 접종이 시작되었지만 전문가들은 부스터 접종을 끝없이 계속하는 것은 근시안적인 전략이라고 우려하고 있다. 백신이 타깃으로 하는 대상을 신형 코로나 이외에 넓히는 생각도 있다.

미국 안토니 파우치(Anthony Fauci) 수석 의료 고문관과 3명의 연구자는 신형 코로나뿐만 아니라 동물 유래에서 새로운 유행을 일으킬 수 있는 다른 종류의 코로나 바이러스에도 효과가 있는 코로나 바이러스 백신을 개발할 필요성을 호소하고 있다. 그러나 극복해야 하는 문제와 장애도 많아 사람을 대상으로 한 최초의 시험은 막 시작되었다.

한편 WHO는 부자 국가가 더 접종을 진행하는 것보다 백신을 가난한 여러 나라에 제공하는 것이 유행성 급성기를 끝내는 최선의 방법이라고 호소하고 있다. WHO에 따르면 아프리카 대륙에서 두 번째 백신 접종 완료율은 2022년 2월 말 시점에서 13%에 그치고 올해 중반까지 목표로 하는 70%를 훨씬 밑돌고 있다.

첨부 - 블룸버그에서 발표한 기사를 보고 다시 아래 글을 첨부합니다.

코로나 세계적 긴급 사태의 종식 선언 준비 - WHO가 시기와 방법 순회하는 협의 개시 (블룸버그: 12일 오후) 세계보건기구(WHO) 공중위생 전문가가 신형 코로나 바이러스에 의한 세계적 위기 종식을 언제 어떻게 선언하는지 토론하기 시작했다고 말했다.

코로나 바이러스 출현으로부터 2년여를 거쳐 중요한 고비를 찾는 전기이다. 그러나 WHO는 종식 선언을 내는 것은 현재 검토하고 있지 않다고 한다. - 신규 증가 수는 많은 곳에서 줄었지만, 다시 홍콩에서는 사망자가 급증. 중국 본토에서는 2년 만에 1000명이 넘는 신규 감염자가 보고되었다.

현재 논의는, 2020년 1월 30일에 WHO가 선언한 「국제적으로 우려되는 공중 위생상 긴급 사태」에 대해 어떠한 조건이 갖추면 끝났다고 선언할 수 있을까에 집중하고 있다고 한다. 코로나 국제적 우려 종식 선언이 나오면 상징적인 의미를 가질 뿐만 아니라 팬데믹(세계적 대유행) 하에서 벌어진 공중위생상 정책을 해소해 나가는 흐름에도 탄력이 붙는다.

신형 코로나를 둘러싼 "국제보건규칙 긴급 위원회는 국제적으로 우려되는 공중위생상 긴급사태 종식 선언에 필요한 기준에 눈을 돌리고 있다"라고 WHO는 이메일로 설명. 다만, "지금까지 아직 거기까지 도달하지 않았다"라며 종식 선언 발언은 시기 상조라고 말하고 있다.

36

# 코로나 팬데믹 선언으로부터 2년 진화는 지금도 - 과학자 예상을 배반한 신형 코로나

지금까지 해명된 것, 지금도 전문가를 괴롭히는 수수께끼 -

전문가들은 신형 코로나 바이러스가 빨리 진화될 것이라고 생각했지만, 이 바이러스는 곧 그것이 실수임을 증명해 보였다. 2년 전인 2020년 3월 11일, 세계보건기구(WHO)는 신형 코로나바이러스 감염증 유행(세계적 대유행)을 선언했다.

그 이후 감염자는 약 200개국에서 5억 명 가까이 되었고 세계에서 600만 명 이상이 사망했지만 종식은 아직 찾아오지 않았다. 신형 코로나 바이러스(SARS-CoV-2)는 2년 동안 - 돌연변이 속도 / 코로나 후유증을 비롯한 인체에 대한 다양한 영향 / 다른 종에 감염하는 방법을 통해 - 과학자들에게 수많은 놀라움을 가져왔다. 2년이 지난 지금도 신형 코로나 바이러스에 대해서는 아직 모르는 것이 많이 있다고 미국 노스캐롤라이나대학 감염증 전문가 데이비드·월 씨는 말한다.

이 기사에서는 지금도 전문가를 괴롭히는 수수께끼와 함께 지금까지 해명된 것을 되돌아보자.

## 예상치 못한 최악의 시나리오

전문가들은 수십 년 전부터 어떤 유행이 일어날 것이라고 경고했습니다. 야생동물만이 활동하는 범위까지 인간이 활동 범위를 넓히면서 새로운 병원체가 동물에서 인간으로 옮겨져 치명적인 인수(인간과 동물이) 공통 감염증이 발생할 가능성이 높아진다. 2008년에 학술지 '네이처'에 게재된 한 연구에 따르면 야생동물에게서 유래하는 신규 감염증은 1940년부터 2004년 사이에 현저히 증가해 왔다고 한다. 그러나 많은 전문가들이 우려해 온 대상은 인플루엔자 바이러스였고, 코로나 바이러스가 이런 참사를 일으킬 것으로 예상하지는 않았다.

사태가 바뀐 것이 2002년부터 2004년에 걸쳐 발생한 중증 급성 호흡기 증후군(SARS)의 아웃브레이크(집단 감염)였다. 이로 인해 29개국에서 8000명 이상이 감염되어 774명이 사망했다. 그 후, 2012년에 발생한 중동호흡기 증후군(MERS)의 아웃브레이크에서는 37개국에서 2000명 이상이 감염되었다. 이 바이러스에 의한 사망자는 지금까지 900명 가까이에 달하고 있다.

그럼에도 불구하고, 인플루엔자 바이러스, 인간 면역결핍 바이러스(HIV), 뎅기열 바이러스 등 "정말 나쁜 녀석들"에 비하면, 사람들은 코로나 바이러스를 그다지 경계하지 않았다고 미국 캘리포니아대학 샌프란시스코교에서 RNA 바이러스를 연구해 온 라울 앤디노 교수는 말한다. 거기에 신형 코로나 바이러스가 갑자기 인간을 습격했다. 신형 코로나 바이러스는 이전 코로나 바이러스보다 감염 속도가 빠릅니다. 이유 중 하나는 한 세포에서 다음 세포로 효율적으로 이동하는 능력에 있다고 전문가는 추측하고 있습니다. 또한 신형 코로나 바이러스는 봉쇄하기가 어렵다. 무증상 환자가 많기 때문에 사람은 자기도 모르는 사이에 바이러스를 퍼뜨리기 때문이다. "이른바 신형 코로나 바이러스는 급속히 확산되어 동시에 병을 일으킬 수 있는 방법을 발견했습니다."라고 앤디노 씨는 말한다. "최악의 시나리오가 현실이 된 것입니다."

## 잇달아 공격하는 돌연변이

게다가 신형 코로나바이러스는 예상 이상으로 신속하게 유전자 변이를 획득하여 진화를 이루었다. 코로나 바이러스에서는 통상 인플루엔자 바이러스나 HIV 등 다른 RNA 바이러스에 비해 유전자 변이가 일어나는 속도가 느리다.

SARS-CoV와 SARS-CoV-2로 유전자를 구성하는 염기가 대체되는 비율은 거의 2곳 정도로, 인플루엔자 바이러스의 절반에서 6분의 1정도에 해당한다. 그 원인은 코로나 바이러스에는 바이러스 유전 물질이 복제될 때 발생하는 에러를 수정하는 '교정 단백질'이 있기 때문이다. "그래서 우리는 신형 코로나 바이러스가 그렇게 빨리 진화하지 않을 것이라고 생각했습니다."

그런데 이 바이러스는 구프타 씨가 틀렸다는 것을 바로 증명해 보였다. 알파 바이러스 (2020년 9월에 영국에서 검출된 최초 "우려되는 변이 바이러스(VOC)의 출현이다. 세포와 결합하는 스파이크 단백질 아미노산이 8곳이나 바뀌어 있어, 과학자들을 심하게 놀라게 했다. 「이 바이러스에는 이러한 비약적인 진화가 가능하다는 것이 밝혀졌습니다.」 진화 바이러스 학자 스티븐 골드 스타인 (Steven Goldstein)은 말했다.

알파바이러스는 남아프리카 공화국에서 처음 확인되었고, 또한 변이 바이러스가 되었다.

1월에 나타난 감마 바이러스에서는 특징이 된 21개 돌연변이 중 10개가 스파이크 단백질에서 일어났다. 알파에 걸린 사람에게도 다시 감염될 수 있었습니다. 지금까지 단번에 감염력을 높이는 예는 본 적이 없습니다. 당연히 우리에게는, 현재만큼 유전자를 해독할 수 있는 상태로, 실제로 팬데믹을 관찰한 경험은 없지만"라고 골드스타인 씨는 말한다.

## 특히 위험하고 감염력이 높은 델타

이것은 우선 인도에서 확인된 후 2021년 5월에 변이 바이러스로 지정되었다. 2021년 말에는 거의 모든 나라에서 델타가 지배적이 되었다. 그 독특한 돌연변이 조합(합계 13개소, 그중 스파이크에 7개소) 덕분에 델타는 오리지널 바이러스에 비해 감염력이 2배로, 감염 기간은 길어져 감염자 체내에서 1000배의 대량 바이러스를 생산하게 되었다. "새로운 해결책과 적응하고 퍼지는 방법을 매우 쉽게 찾아 버리는 신형 코로나 바이러스의 능력에 놀랐습니다."라고 앤디노 씨는 말한다.

그런데 델타의 2배에서 4배 감염력을 가진 오미크론이 세계 많은 지역에서 다시 한번 대체했다. 2021년 11월에 처음 확인된 오미크론은 비정상일 정도로 많은 돌연변이를 가지고(합계 50곳, 그중 적어도 30곳이 스파이크 단백질), 그 일부 덕분에 지금까지 등장한 어느 바이러스보다 뛰어난 항체 회피 능력을 갖추고 있다. "이런 식으로 몇 가지 돌연변이가 단번에 일어나면 유행학이 매우 예측하기 어려워집니다."

## 오래 지속되는 감염, 1년 가까이 계속된 사례도

코로나 돌연변이 수가 비약적으로 늘어난 이유로서 특히 유력한 것에, 신형 코로나바이러스는, 면역계가 그것에 걸린 사람 체내에서 장기간 진화할 수 있었다고 하는 설이 있다. 지난 1년 동안, 과학자들은 신형 코로나 바이러스에 감염된 후 몇 개월에서 1년 가까이 지속된 암 환자와 HIV 환자를 확인했습니다. 이러한 환자는 면역계가 억제되었기 때문에 바이러스는 오랫동안 거기에 머물러 복제와 돌연변이를 반복할 수 있었습니다. 구프타 씨는 101일간 감염이 이어진 암 환자 샘플에서 그러한 돌연변이 중 하나(알파에서도 볼 수 있는 것)를 발견하고 2021년 2월에 학술지 '네이처'에 발표했다.

6개월 동안 감염된 남아프리카의 HIV 진행기 환자는 바이러스가 신체 면역 방어를 피할 수 있도록 많은 돌연변이를 발견했으며 2022년에 'Cell Host & Microbe'에 보고되었다. "바이러스가 그 진화의 역사 속에서 이렇게 빠르게 생태를 변화시키고 있는 것은 큰 발견입니다. 인플루엔자나 노로바이러스 등 다른 바이러스도 면역계가 그것이 있는 사람의 체내에서 돌연변이를 일으키는데, 이는 '극히 드문' 사례이며, '좁은 범위의 세포에만 감염'한다고 한다. 이와는 대조적으로, 신형 코로나바이러스는 신체의 다양한 부분에 감염될 수 있는 것으로 입증되었으며, 과학자들이 더욱 머리를 흔들게 하는 괴상한 수수께끼를 낳고 있다.

신형 코로나 바이러스는 그냥 호흡기 바이러스가 아니었다. 유행초기, 의료 관계자들이 깨달은 것은, 이 바이러스가 단순히 폐렴과 같은 증상을 일으키는 것만이 아니라는 것이었다. 일부 입원환자에게는 심장장애, 혈전, 신경학적 합병증, 신장과 간 장애 등이 보였다. 처음 몇 개월 동안 축적된 연구는 한 가지 이유를 제안했습니다. 신형 코로나바이러스가 인간 세포에 감염되는 부위인 ACE2 수용체라고 불리는 단백질이 여러 장기와 조직에 존재하기 때문에 호흡기 이외에도 감염하고 있었던 것이다. 또, 혈관 세포나 신장 세포에도 바이러스나 그 일부가, 나아가서는 뇌세포에도 소량의 바이러스가 보였다고 하는 보고도 있었다.

"나는 수많은 전염병 유행학을 연구해 왔지만 거의 모든 곳에서 뇌를 보면 거기에 바이러스가 발견된다"라고 미국립 위생 연구소의 신경 면역학자 아빈드라 나스 씨는 말한다. 예를 들어, 신형 코로나 바이러스 감염 입원 환자 및 사망 환자 41명의 뇌 부검 조직으로부터, 저레벨의 바이러스가 검출되고 있다. 사망한 신경세포나 상처 입은 혈관 등 명백한 손상 징후도 보였다. "이것이 가장 놀라웠습니다."라고 나스는 말합니다. 아마도 바이러스가 방아쇠가 되어, 몸의 면역계가 사이토카인 스톰이라고 불리는 세포가 과도하게 활발한 상태가 되어, 그것이 다양한 장기나 조직에 염증과 손상을 일으키는 것으로 보인다.

비정상적인 면역반응이 감염 후에도 병이 낫지 않고 만성 피로, 안개가 끼인 것처럼 머리가 흐릿한 '브레인 포그' 등 증상이 오래 지속될 수 있다. 학술 사이트 Nature Portfolio에 2021년 12월 20일자로 발표되어 현재 검토를 받고 있는 연구에서는 환자가 신형 코로나 바이러스 감염증을 발병한 후 나타납니다.

수잔 레바인은 뉴욕 감염증 전문의로 코로나 후유증으로 생기는 권태감, 만성피로 증후군 치료와 진단을 전문으로 하고 있었다. 레바인은 현재 매주 200명을 진찰하고 있지만, 그 수는 유행 전에는 60명이었다. 그때까지 만성피로 증후군과는 달리, 코로나 후유증은 "맹렬한 기세로 습격한다"라고 씨는 말했다. 「마치 몸 안에서 토네이도가 일어나고 있는 것 같습니다. 일주일에 60시간 일하고 있던 사람이, 감염으로부터 1주일 동안 하루 종일 침대에 있게 되기 때문입니다」

## 신형 코로나 바이러스의 숙주가 되는 동물

과학자들은 이제 신형 코로나 바이러스가 인간 이외의 동물로 퍼진 후 다시 사람으로 옮겨 유행을 확대시킬 가능성을 우려하고 있다. 2020년 4월, 뉴욕 브롱크스 동물원의 호랑이와 사자들이 신형 코로나 바이러스 감염 양성 반응을 보임으로써 이 질병에 걸릴 수 있는 다른 동물에 관심이 모였다. 그 후 곧 2020년 8월 학술지 '미국 과학 아카데미 기요(PNAS)'에 발표된 연구에 의해 일부 영장류, 사슴, 고래, 돌고래를 포함한 포유류가 신형 코로나 바이러스 감염에 대해 특히 약한 것으로 나타났다. 인간과 비슷한 ACE2 수용체를 가진 동물들이었다.

또한 2021년 11월에 "Proceedings of the Royal Society B"에 게재된 다른 논문에서는 AI 기계 학습을 이용하여 5400종의 포유류에 대해 신형 코로나 바이러스를 감염시키는 능력을 평가하였다. 그 결과, 신형 코로나 바이러스를 확산할 위험이 가장 높은 동물은 가축이나 애완동물 등 사람과 함께 생활하는 동물인 것이 밝혀졌다.

지금까지 신형 코로나 바이러스는 애완동물 고양이, 개, 흰 족제비, 동물원 호랑이, 하이에나 등 동물로 퍼지고 있다. 게다가 신형 코로나바이러스는, 인간으로부터 사육되고 있는 밍크가 감염되었고, 그 후 다시 밍크로부터 인간에게 감염하는 것이에 성공하고 있다. 또한 캐나다에서는 아마도 사슴으로부터 인간에게 신형 코로나 바이러스가 전파되었을 가능성이 있다.

"우려되는 것은 바이러스가 사슴에게서 계속 진화하고 사슴이 이 바이러스에 더 강한 면역을 갖게 되면 기존 항체가 추가 바이러스의 진화를 촉진할 수 있다는 것입니다."라고 캐나다에 있는 써니 브룩 건강과학센터 사미라 무바 레카 씨는 말한다. 또, 「바이러스는 다른 동물들 사이에도 퍼지고 있을지도 모릅니다」 그래도, 과학자에게 있어서 크게 우려되는 것은, 역시 인간 속에서 신형 코로나 바이러스 확산이다. "우리에게는 코로나 팬데믹 2년 이상 경험과 실적이 있지만 그 지식을 가지고 있어도 무슨 일이 일어날지 예상하기는 어렵습니다." "이후에 무슨 일이 일어나는지는 아직 모르겠다."라고 월 씨는 말한다.

37

# 코로나 팬데믹 위드 휴먼으로

20세기에는 인간이 감염되는 코로나 바이러스는 4종류, 약 200종류 바이러스였다. 보통 감기(상기도염)의 원인 바이러스 중 하나로 감기가 전체의 30~40%를 차지하고 있었다.

많은 인간이 어느 바이러스에 매년 2~3회는 감염한다고 알려져 있었지만, 항체 파악이 어려울 수도 있고, 백신은 개발되지 않았다. 대다수는 무증상으로, 발병해도 며칠만에 완쾌하기 때문에, 치료약의 개발도 이루어지지 않았다. 즉 코로나 바이러스는 인류에게 위협이 아니었기 때문에 오히려 인간과 잘 공존할 수 있었던 것이다. 그것이 무너진 것이, 2003년 「SARS(중증 급성 호흡기 증후군)」이며, 2012년 「MERS(중동 호흡기 증후군)」이었다.

모두 야생동물 코로나바이러스로부터 돌연변이된 것으로 생각된다. 그러나 둘 다 인간 바이러스로는 성공하지 못했습니다. 모두 치사율이 높았기 때문에(SARS로 10~20%, MERS로 40~50%), 감염자가 완전 격리되어 결과적으로 환자 수가 1만 명도 채 못되고 종식한 것이었다.

이러한 코로나 바이러스의 사례로부터, 의학이 진보한 현대에 있어서, 바이러스가 인간과 공존해 나가기 위해서는, 몇 개의 조건을 만족시킬 필요가 있는 것을 알 수 있다. 우선 ①「낮은 중증화율·치사율」 ②「강한 감염력」 2개 조건을 채워야 한다. 특히 ①이 중요하다. 중증화율이나 치사율이 높으면 사회는 모든 수단을 강구하여 감염 확대를 막으려 한다. 이번 신형 코로나에서는 사회 구조를 바꿀 정도의 조치가 취해졌다.

①의 조건이 충분히 충족되지 않는 경우에는 ③「백신이나 치료약이 필요」하게 된다. 그로 인해 중증화율이나 치사율이 내려가면 바이러스 위험도가 상대적으로 저하되어 ①을 충족하기 쉬워진다.

그러나 백신이 너무 효과적이면 바이러스에 있어서는 생존하기가 어려워진다. 거기서 ②의 「강한 감염력」이 필요하게 된다. 감염된 사람이 증가하면 바이러스가 살아남을 기회도 증가합니다. 게다가 백신을 충분히 잘 회피하기 위해서, ④「가끔 적당한 돌연변이를 일으킨다」가 생기면, 거의 안정적으로 인간과 공존해 계속 유지된다. 최근의 신형 코로나 바이러스와 의학의 동향을 보면, 바로 이 4개의 조건을 만족시키는 방향으로 진행되고 있는 것을 알 수 있다.

오미크론 바이러스가 되어 감염력은 비약적으로 강해졌다. 그러나 동시에 중증화율과 치사율은 크게 떨어졌다. 지금은 현장 의사들조차도 위험성은 기껏해야 인플루엔자 수준이라고 말하기 시작하고 있다. 신형 코로나 바이러스는 인간과 공존 할 수 있게 되고 있습니다. 게다가 백신이 개발되어 그 나름의 효과를 발휘하고 있다. 백신이 나오기 시작한 당초는 감염 예방에 큰 효과가 있었다. 그러나 변이 바이러스에 의해 백신에 의한 감염 예방 효과를 어느 정도 회피할 수 있게 되었다.

현행 백신은 오미크론, 특히 BA.2 스텔스 오미크론이나 XE 텔타크론 바이러스의 감염 예방에는 큰 효과는 없을 것 같지만, 발표되고 있는 숫자를 보는 한, 중증 환자나 사망자를 줄이는데 도움이 되고 있다. 앞으로는 새로운 바이러스에 대한 백신 개발이 진행되고, 인플루엔자와 마찬가지로 백신과 새로운 바이러스의 놀이가 시작될 것이다. 치료약이 나오기 시작한 것도 영향이 크다. 올해 4월 1일 시점에서 일본 국내에서 승인된 치료약은 8종류, 개발 중인 것은 4종류이다. 음료 타입도 개발되고 있으며, 몇 개월이 지나면 안정적으로 공급될 것이다.

이상과 같이, 바이러스는 위드 휴먼을 향하고 있어, 의학·의료는 급피치로 위드 코로나의 체제를 정돈하고 있다. 그런 의미에서 신형 코로나의 유행은 종식으로 향하고 있다고 말해도 좋다.

나머지는 인간측이 만든 '제도의 벽'뿐이다. 일본에 있어서는, 신형 코로나는 지금도 감염증의 2류 상당으로 지정되고 있다. 그 때문에 감염자의 격리·입원이나 농후 접촉자의 행동 제한, 감염자 수·사망자 수의 전수 보고 등을 계속해야 하며, 정상적인 사회활동·경제활동의 재개에 있어서 큰 발목이 되고 있다.

앞으로 골든 위크를 맞이하는 시기에 감염자가 다시 늘어나기 시작했다. 2류에서 5류(계절성 인플루엔자 상당)로의 변경을 실시할지, 만연 방지 조치를 재발동할지 선택의 때를 맞이하고 있다. 정부나 전문가들의 냉정한 판단을 기대할 수밖에 없다.

## 코로나 후유증 증상 치료 사례집

03. 코로나 감염후유증 치료 & 건강관리 사례

비타민 D 부족과 신형 코로나 바이러스 감염증 중증화 관계성을 보여준 새로운 연구 논문이 이스라엘 바루이란 대학과 갈라리안 의료 센터 연구팀에 의해 학술지 플러스 원에 발표되었다.

PART 03

# 코로나 감염후유증 치료 & 건강관리 사례

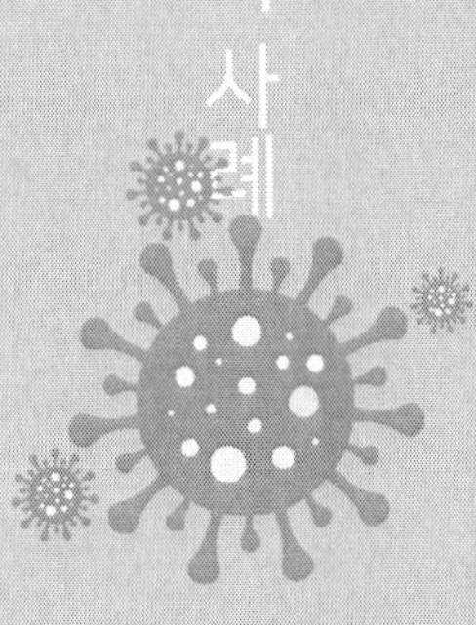

38

# 비타민 D 결핍, 코로나 중증화 위험 14배로 새로운 연구 결과

비타민 D 부족과 신형 코로나 바이러스 감염증 중증화 관계성을 보여준 새로운 연구 논문이 이스라엘 바르일란대학과 갈라리안 의료센터 연구팀에 의해 학술지 플러스 원에 발표되었다.

연구에서는 2020년 4월~21년 2월 사이에 갈라리안 의료센터에서 실시한 PCR 검사로 양성이 된 입원 환자 1176명의 혈중 비타민 D 농도에 주목. 농도는 입원 전 정기 혈액 검사 또는 비타민 D 결핍 의심에 따른 검사 결과에 근거하고 있고, 검사 결과는 양성 판정 14일~730일 전에 판명되었다. 비타민 D 농도가 20ng/mL 미만인 결핍증 환자는 40ng/mL 이상의 사람보다 신형 코로나 바이러스 감염이 중증화될 가능성이 14배 높아졌다. 비타민 D 농도가 충분했던 환자의 사망률은 2.3%였지만, 비타민 D 결핍증 환자의 사망률은 25.6%였다.

연구팀은 분석에 있어 환자의 연령, 성별, 만성 질환을 고려했으며, 그래도 이 큰 차이가 생겼다. 비타민 D 농도 측정은 감염 이전에 실시되었기 때문에 신형 바이러스에 의해 비타민이 감소했을 가능성은 배제할 수 있다. 이전부터 비타민 D에는 뼈와 치아의 건강 촉진, 면역 강화, 심장 혈관계 질환 예방 등 많은 건강 효과가 있는 것으로 알려져 왔다.

신형 바이러스에 대해서는 제대로 입증된 직접적인 증거는 적었지만 면역 강화에 도움이 된다고 생각하여 의사들은 환자에게 비타민 D 섭취를 추천해 왔다. 이번 연구는 오미크론의 출현 전에 실시된 것이었다. 그러나 연구를 이끈 바르일란대학 아미엘 드롤 의사는 비타민 D는 코로나 변이 바이러스에도 유효할 것이라고 밝혔다. 이 연구 결과에 대해서는 향후 재현성이 있는지 그리고 재현성이 있는 경우 임상 진료에 있어서 어떻게 비타민 D 농도를 충분한 양으로 유지하는 것이 최선인가를 다른 연구자가 조사하게 될 것이다.

[네이버 지식백과] 비타민 D (파워푸드 슈퍼푸드, 2010. 12. 11., 박명윤, 이건순, 박선주)

비타민 D는 달걀 노른자, 생선, 간 등에 들어 있지만 대부분은 햇빛을 통해 얻는데 자외선이 피부에 자극을 주면 비타민 D 합성이 일어난다. 비타민 D를 합성하기 위해 필요한 햇빛은 보통 얼굴, 손, 발 등의 부위를 일주일에 2~3회씩 화상을 입을 정도의 25% 정도의 강도로 노출하면 된다. 즉 1시간 내에 피부에 화상을 입는 사람이라면 15분간 햇빛을 쬐면 된다.

39

# 코로나 오미크론 후유증과 한약처방 효과

## 예방이나 요양에 도움이 되는 한약이란

오미크론에도 한약 효과가 있는 것으로 나타났다. 요양 중에 마시면 좋은 한약이란?

신형 코로나 바이러스의 델타가 맹위를 떨치고 있던 작년 9월, 『신형 코로나와 속효! 한방』라는 책을 저술했습니다.

그중 한약에는 속효성이 있으며 신형 코로나와 같은 급성 감염증에 대해 감염 예방은 물론 여러 증상의 개선이나 중증화를 막는 효과가 있고, 그것은 입원할 수 없는 자택 요양자에게 매우 "최강의 무기"가 되는 것을 한약 처방 사례와 함께 소개했습니다.

사회적으로 매우 큰 반향이 있어 본 사이트에도 '신형 코로나 감염·예방에 효과가 있는 "한방약"이란? 코로나 중증화를 막는 무기가 될까'해서 일부를 게재했습니다. 제6파를 맞이한 현재, 「오미크론에도 한방약을 사용할 수 있습니까?」라고 하는 문의가 많이 전해졌으므로, 속편으로서 오미크론을 물리치는 한방적 전략을 이야기하고 싶습니다.

• 감염증 특효약으로서 개발된 한약

현재 신형 코로나 바이러스 감염증 경구 치료약(음료약)으로서, 화이자사의「팍스로비드」, 머크사의「몰누피라비드」가 승인되어 있습니다. 그러나 많은 대상이 중증화 위험이 있는 경증에서 중증이 되었기 때문에 모든 감염자에게 투여할 수는 없습니다. 결국 중증화 위험이 적은 사람은 집에서 대기 또는 숙박 시설 요양이라는 이름으로 방치되고 있는 것이 실상입니다. 게다가 오미크론의 급격한 감염 확대로 농후 접촉자로 인정되어 자신이 감염되어 있는지 모르는 채 집에서 대기하고 있는 사람 수도 폭발적으로 증가하고 있습니다. 그러한 의료 난민이라고 할 수 있는 사람이 불안한 날들을 극복하기 위해 한약은 매우 도움이 됩니다. 한약은 신약처럼 직접 바이러스를 공격하는 것이 아니라 복용한 사람의 면역계를 활성화하고 바이러스에 대한 몸의 저항력을 높이는 작용이 있습니다.

면역에 작용하는 세포 중에서도, 한약은 특히 바이러스의 감염된 세포를 통째로 파괴하는 킬러 T 세포의 활성을 촉진하는 것으로 생각되고 있습니다. 또한 바이러스가 세포에 들어가는 것을 억제하거나 바이러스의 감염을 감지하여 면역을 신속하게 시작하거나 감염 폭주를 억제하여 감염증 중증화를 방지하는 등 한약은 다방면에서 신체 방어 메커니즘을 향상시킵니다. 인류는 유사 이래 무수한 병원체에 공격을 받고 있다. 그러나 오늘날까지 멸종되지 않고 살아남았다는 것은 인류가 모든 병원체로부터 몸을 방어하는 힘을 가지고 있음을 보여줍니다. 그 방어 기구를 최대한으로 높이는 데 한방약은 도움이 됩니다.

• 예방에도 사용할 수 있고, 「스텔스 오미크론」에도 유효

몸의 방어 기능을 높이는 한약 효과는 바이러스의 종류를 불문하고 속효로 발휘됩니다. 신형 코로나 바이러스의 경우에 말하면, 오미크론 및 새로운 변이 바이러스로 주시되고 있는 「스텔스 오미크론」에도 유효합니다. 또한 앞으로 어떤 종류의 바이러스가 나타나도 비슷한 효과를 얻을 수 있습니다. 여기가 신약과 다른 한약의 큰 특징입니다. 또 하나 한약은 신약과 달리 예방에 사용할 수 있는 것도 뛰어난 이점입니다. 감염 확대 중에도 일 등으로 외출해야 하는 사람, 사람과 접촉할 기회가 많은 사람은 적지 않다고 생각합니다.

그러한 사람들이 감염 전부터 일상적으로 한방약을 마시고 있으면, 자신의 몸을 지키는데 매우 유리합니다.

게다가, 오미크론과 같이 감염성이 강한 바이러스의 경우, 1명의 감염을 예방할 수 있으면, 직장이나 가정 내 클러스터 방지에 연결되어, 사회 전체의 감염 확대에 브레이크를 걸 수 있습니다. 그러면, 오미크론 감염에 대해, 구체적으로 어떤 한약을 사용하는 것이 최적인지, 증상별·장면별로 소개해 갑시다.

• 오미크론 감염에 대한 기본 한방처방

오미크론의 감염자는, 고령자나 기초 질환 등을 가지는 하이 리스크의 사람을 제외하면, 「콧물」「두통」「권태감」「재채기」「목 통증」의 5가지가 주증상으로 알려져 있습니다.

### 감염 초기

콧물이나 재채기 등의 상기도염에 머물러 있는 경우

**【증상】** 37.5 ℃ 이상의 발열, 기침, 코막힘(, 재채기, 두통, 관절통

**【처방예】** 마황탕 1포+월비 가출탕 1포(이한할 때까지 1.5~2시간 간격으로 1~2회) 또는 계지탕 1포+마행감석탕 1포(발한 후 2시간 간격으로 3회)

**【마무리】** 강한 초기 증상이 가라앉은 후,

계마각반탕1회 1포(1일 3회 3~7일간)와 보중익기탕(보충액탕) 1회 1포(1일 3회 3~7일간)를 복용하면 통상적인 상태로 소프트 랜딩 시키는 데 효과적입니다.

또한 계마각반탕은 의사의 처방전이 필요하므로 시판되는 한약을 사용할 경우는 마황탕 1포와 계지탕 1포를 섞어서 이것을 1일량으로 하고 3분할 한 것을 1회분으로 하여 1일 3회 3~7일간 복용합니다.

**【비고】** 오미크론 감염 초기에 나타나는 증상에 대해, 기본적으로 모두 '마황탕'만으로도 치료 가능합니다. 단, 발열이 인정되는 경우에는 위와 같이 '마황탕+월비 가출탕' 또는 '계지탕+마행감석탕'의 사용을 권장하고 있습니다. 전자는 땀이 없을 때, 후자는 땀이 난 후에 사용합니다. 처음부터 땀을 흘렸을 경우 전자는 건너뛴다.

• 오미크론 감염자에게서 많이 나타나는 증상들에 대한 한방 처방

오미크론 감염자는, 종래 코로나와 같은 「미각 증상」「하기도 염증상(기관지염, 폐렴)」이 적은 경향에 있는 반면, 「목통증」「구역질」「식은땀」「권태감」 호소가 많다고 합니다.

### 목통증이 강한 경우

**【처방예】** 프레드니솔론(신약 · 부신 피질 호르몬 약) 20~30mg 1일 1회(좋

아질 때까지 1~3일)

**【비고】** 병원에 가지 않고 치료하고 싶을 때는 도라지청 1회 1포 1일 3회 4 -7일분

### 구역질이 심한 경우

**【처방예】** 오령산 1회 2포 돈복(한꺼번에 다 먹음)

### 식은땀이 심한 경우

**【처방예】** 계지가황기탕 (1회 1포 1일 3회, 3~7일)

**【비고】** 계지가황기탕은 식은땀에 적응증 한약으로 효과는 신속하고 확실합니다. 제2류의 의약품에도 있기 때문에, 통신 판매 등을 통해 입수할 수 있습니다.

### 전신 권태감이 강한 경우

**【처방예】** 보중익기탕 1회 1포(1일 3회 3~7일)

### 무증상으로 가정 요양, 또는 농후 접촉자로 가정 대기의 경우

신형 코로나 바이러스에 감염되어 있는지에 관계없이, 한약은 사용할 수 있습니다.

무증상인 경우는 보중익기탕을 추천합니다.

**【처방 예】** 보중익기탕 (1 회 2. 5g, 1일 아침 점심의 3회, 7일)

【비고】 보중익기탕은, 소화관의 점막에 존재하는 수상세포라고 불리는 면역 세포를 활성화하는 기능이 있습니다. 수지상세포 기능이 높아지면 바이러스 침입을 빠르게 잡아 효율적으로 제거할 수 있습니다. 게다가 수상세포는 장관의 면역시스템 전반을 끌어올리기 때문에, 보중익기탕을 복용하고 있으면, 바이러스 감염 예방·중증화 방지 외, 식욕도 늘어 심신 모두 건강하게 됩니다. 무증상 자나 농후 접촉자의 동거자, 혹은 일 등으로 감염 리스크가 높은 사람이, 예방을 위해 상기 처방을 이용하는 것도 좋은 방법입니다.

• 코코아 맛의 수약을 만들어, 성인의 반량 복용

오미크론의 의한 감염 확대가 시작되고 나서, 아이들의 감염자 수도 늘어 왔습니다. 그것이 아이 건강 상태를 위협함과 동시에 가정 내 감염 증가로 이어지고 있습니다. 한약은 아이 오미크론 대책에도 큰 도움이 됩니다. 아이에게 한약을 마시는 경우, 한약 종류는 기본적으로 성인과 같을 수 있습니다. 그러나 복용량을 줄입니다. 초등학교 저학년까지는 「체중 1㎏ 당 0.2g」을 1일량, 초등학교 중학년에서는 「성인 복용량의 3분의 2」를 1일량으로 하고, 각각 아침·낮밤의 1일 3회로 나누어 사용합니다. 초등학교 고학년 이후는 성인과 같은 양도 괜찮습니다.

한방약은 쓰기 때문에 아이가 마시는 것을 싫어하는 경우가 상당히 있습니다. 그럴 때는 아이들이 좋아하는 코코아를 추가하는 것이 좋습니다. 코코아 쓴맛으로 한약 쓴맛은 사라지고, 맛있는 코코아 맛 수약이 됩니다. 코코아 맛 수약을 만드는 방법은 간단합니다. 우선 한 입으로 마실 수 있는 양의 물에 한약을 넣습니다. 거기에 코코아 분말을 넣고 전자레인지로 끓기 직전까지 하면 완성입니다. 어른이라도, 한약 맛이 약한 경우는, 코코아 맛 수약을 꼭 시험해 보세요.

40

# 코로나 예방 효과 쪽(염색) 잎에

## 엑기스 추출 점비약 판매

도야마대학 의학부의 타카오카 유타카 교수 연구팀이 테이프 인디고 잎에서 추출한 엑기스가 신형 코로나 바이러스 세포 침입을 막는 작용을 가진다는 것을 발견했다. 2021년 11월 10일 그리스 국제적 학술지에 논문을 게재했다. 감염 예방 효과가 기대되고, 이르면 2개월 후에 점비약(코에 한 방울씩 떨어뜨리는 약)으로 시판하는 것을 목표로 한다.

신형 코로나 감염은 바이러스 표면에 있는 돌기형 "스파이크 단백질"이 사람 세포의 수용체와 결합하여 세포 내로 침입함으로써 일어난다. 연구에서는, 아오모리현에서 재배되고 있어, 항인플루엔자 작용이 있다고 하는 tadeindigo amoriai 타대 쪽 「아오모리쪽」을 이용했다. 잎 추출물에 포함된 “트립탄세린”이라는 성분이 스파이크 단백질에 달라붙어 수용체와의 결합을 억제한다는 것을 발견했다.

공동 연구는 도야마대학, 긴키대학, 도호쿠 의과 및 약과 대학 3대학의 연구자가 2020 년 봄에 시작했다. 컴퓨터 분석을 이용한 약물 발견을 전문으로하는 타카오카 교수는 트립탄세린의 결합 저해 능력을 데이터로 밝혔다. 당초 조사 대상으로 한 변이 바이러스는 알파였지만, 현재 유행하고 있는 오미크론에 대해서도 같은 정도의 효능이 있다는 분석 결과를 나타냈다. 연구 그룹은 아오모리 쪽엽 추출물을 이미 시판되고 있는 점비약에 배합하면 2~3개월 만에 제품으로 시장에 내보낼 수 있다고 보고 있다. 이와는 별도로, 독자 상품 개발을 결정했습니다. 타카오카 교수는 “의료 종사자 등 에센셜 워커가 근무 전에 사용하는 등 도움을 주었으면 한다. 자연소재로 부작용이 적기 때문에 백신 미접종자의 감염 예방에도 효과적”이라고 말했다.

41

# 코로나 후유증과 락토페린 효과

## 코로나 후유증에 치료 효과가 기대된다

신형 코로나 바이러스 감염증에 대한 락토페린에 의한 치료 효과를 소개했다. 그중에서 자택 요양으로 치료를 받지 않은 사람에 대해 자기책임이 되는 것을 이해한 후 섭취 여부를 판단해달라고 설명했다.

락토페린과 C형 간염 감염증에 익숙한 하야노 적십자 병원(가나가와현 하야니시)의 다나카 카츠아키 원장은 이렇게 말한다. "2022년 현재, 락토페린이 신형 코로나 바이러스 감염 환자에게 유용하다는 것을 검증한, 증거 수준이 높은 연구는 (캄피오네 씨의 연구를 포함) 존재하지 않습니다. 따라서 임상 시험에 참가하는 분을 제외하고, 일반

환자에게는 락토페린 복용을 의사가 추천하는 것은 없습니다. 특히, 표준 치료 대신에 추천하는 것은 되어서는 안 된다고 생각합니다.

다나카 원장은, 국립 암 센터 연구소에 출근하고 있던 대학원생이, 락토페린이 항 HCV 활성(C형 간염 바이러스를 배제하는 기능. 시험관에서 실험)을 갖는 것을 발견해, 임상 응용 가능성을 검증한 것이 계기가 되어 락토페린에 주목했다. "예비적 연구에서는 인간에서도 항 HCV 작용을 기대할 수 있다고 생각했지만, 다중 시설 공동 위약 대조 무작위화 임상 시험(제3상 시험)의 결과, 당초 예상에 반하여 유효성이 인정되지 못한 경위가 있습니다. 락토페린 단체의 경구 투여에서는 한계가 크다고 생각하고 있습니다. 락토페린 효과는 따라서 의약품 수준의 증거로 입증되지 않는다. 그러나 예비적인 임상 연구에서 효과가 보고된 것도 사실이다.

제15회 락토페린 국제 학회에서 또 하나 코로나 후유증에 대해 흥미로운 연구를 소개한다. 다닐로 부온센소 (이탈리아) 등은 코로나 후유증에서 락토페린의 효과를 발표했다. 소아(0~18세)의 코로나 후유증 환자 48명을 대상으로 한 시험으로, 복통이나 복부의 붓기를 호소한 6명의 환자에게, 800밀리그램 락토페린을 매일 투여. 1~3개월 만에 증상이 사라지고 다른 증상(소화기 증상, 근육통, 미각장애)을 보인 15명 환자도 3~6개월 만에 증상이 모두 사라졌다는 것이다.

그러나 락토페린 효과는 원래 증상에 의한 바가 크고 무력감, 피로감, 빈맥, 호흡곤란, 흉통을 호소했다. 사람은 증상 개선이 보이지 않고, 16명은 투여를 계속 중이라고 한다. 이 연구도 락토페린 후유증 치료 효과로서 확정적인 것은 아직 말할 수 없다. 그러나, 신형 코로나 후유증에 관해 정해진 치료법이 없는 가운데, 기대할 수 있는 데이터를 발표해, 각국의 연구자로부터 특히 주목이 모여 있었다.

국립국제의료연구센터 병원 보고에 따르면, 신형 코로나 감염증 후유증은 반년 후에도 약 4명에 1명에게 인정된다. 후유증에 의한 사회적 손실은 무시할 수 없을 정도로 크다고 할 수 있다. 게다가 후유증 치료는 통상 보험 진료가 되어, 전액 무료는 되지 않기 때문에 환자의 금전적 부담도 부른다. 앞으로도 락토페린을 포함한 후유증에 대한 치료법의 개발에 주목하고 싶다.

42

# '후유증 위험' & '예방 치료법'

## 경증이라도 후유증 위험

코로나 오미크론이 "약한 감기론"에 대해 의사가 경고 - "후유증 위험" - 경증이라도 후유증 위험은 크다. 「중증화하기 어렵다」「감기와 같다」. 그런 식으로 낙관 시 되기도 하는 오미크론이지만, 후유증 리스크는 지금까지 바이러스와 동등 오히려 높은 가능성이-- 최전선의 의사가 경고한다!

인터넷에서는, 중증화하지 않으니까 괜찮아 다만의 감기와 같다. 라는 글을 많이 볼 수 있다. 이런 이야기를 들을 때마다 분노가 듭니다. 현실은 아무도 모릅니다. 히라하타 코이치 원장의 말이다. 이 클리닉은 2020년 3월부터 신형 코로나 후유증으로 고민하는 환자를 3300명 이상 진료해 왔다. "중증화하기 어렵다"라고 경시되는 방향도 있는 오미크론이지만, 후유증 리스크는 지금까지 바이러스와 동등하거나 그 이상일 가능성도 있다고 한다.

## 브레인 포그란 "뇌에 안개가 끼는" 무서운 후유증

"올해 들어 오미크론 후유증으로 진료를 받은 분이 이미 10명 이상 있습니다. 연령은 10대~40대 여성이 많습니다. 호소하는 분들은 "사고력"이나 "집중력"이 저하하는 "브레인 포그"가 의심이 있는 환자입니다. 1월 6일 영국에서 감염 상황을 분석하고 있는 '조에 COVID 심톰 스터디'가 오미크론 증상에 대한 놀라운 데이터를 발표했다. 오미크론 후유증은 기존 바이러스에 비해 기침이나 가슴통증 등 폐렴 증상을 호소하는 사람이 적은 반면 '권태감(64%)'이나 '브레인 포그(24%)' 등을 호소하는 사람이 많은 것으로 드러났다.

## '브레인 포그'란 어떤 증상인가

신경 면역학의 권위자로 국립정신·신경 의료연구센터·신경연구소 야마무라 타카시 부장에게 들었다. 「브레인 포그라고 하는 것은 브레인은 "뇌"와 포그는 "안개"라고 하는 의미입니다. 언어에서 나타나듯이 뇌에 안개가 들어온 것처럼 정신이 모호해지거나 때로는 맑게 된다. 그러한 변동을 반복하는 특징이 있습니다. "지금까지

100명 이상 브레인 포그 환자를 진찰했지만 발병하면 사회생활에 큰 지장을 줍니다" 몸은 움직일 수 있어도, 사고력이 떨어져 머리가 제대로 작동하지 않는다. 회사에 가도 서류를 제대로 읽을 수 없다, 글자도 쓸 수 없다. 40대 주부의 경우는, 쇼핑에 가서 지갑을 잃어버리거나, 부엌에서 가스스토브에 불을 붙인 채 외출해 버리게 되었습니다.」

마치 "치매" 같은 심각한 브레인 포그 증상의 정체는 '자율신경이 관련된 뇌의 혈류장애'라고 한다. "바이러스에 감염되면 체내에서 이물질을 배제하려고 하는 면역 반응이 일어납니다. 그런데, 체내에 들어온 이물질을 공격해야 하는 항체가, 잘못 판단해 자신 몸의 단백질을 공격해 버리면, 면역 체계가 정상적으로 작동하지 않게 되는 것입니다. 이런 바이러스 오작동 면역 반응으로 의해 뇌의 혈류를 조정하는 자율 신경 기능이 저하된 상태가 브레인 포그라고 생각할 수 있습니다."

## '무기력한 권태감' 화장실에 갈 수 없고

'브레인 포그'와 함께 나타나는 경우가 많은 것이 '무기력한 권태감' 증상이다. 이 두 가지 증상은 길어지기 쉽고 감염으로부터 1년 이상이나 고생하고 있는 사람도 있다고 한다. "권태감이란 몸이 흐릿하고 피곤해서 움직일 수 없다. 심한 경우는 거의 누운 상태에서만 보낼 수 있는 증상입니다. 코로나 후유증으로 고민하는 환자는 '브레인 포그'와 '권태감', 이 두 가지 현상의 케이스가 많다고 생각합니다."

히라하타 원장에 의하면, 이러한 후유증 때문에 일을 할 수 없게 되거나 거의 자고 싶어 하는 사람도 나오고 있다고 한다. "고등학생 중 일부는 대학 진학을 포기한 분도 있었습니다."라는 상태입니다. 환자 중에서 벌써 100명 이상이 후유증으로 회사에서 실직하였습니다. 치료 후 후유증으로 고생하는 사람들이 많은 것을 사회에서 그다지 인지되어 있지 않은 것이 큰 문제라고 생각합니다.

## 굉장히 무서운 후유증

오미크론이 중증에 이르지 않는다고 생각하는 사람도 많지만 국립국제의료연구센터의 조사에 따르면 경증이라도 후유증이 될 위험은 있다. 코로나에 감염된 448명을 대상으로 한 조사에서는 4명 중 1명(26.3%)이 반년 후에도 어떠한 증상이 남아 있다고 응답하고 있고, 조사 대상자의 84.4% 사람이 경증환자였다. 오미크론은 경증으로 중증화하기 어렵다고 하는데, 경증이라도 후유증 위험은 있다. "작년 여름 제5파에서의 감염자가 지금도 후유증으로 병원에

옵니다. 오미크론의 강한 감염력은 많은 감염자를 생산하고 있습니다. 그리고 앞에서와 같이 권태감과 브레인 포그가 증상으로 나오기 쉽다. 감염자 중 어느 정도 사람에게 이러한 증상이 후유증으로 남는지는 미지수이다.

### 권태감이나 브레인 포그 등 후유증이 나오면 어떻게 치료할 것인가

우선 몸에 부담을 주거나 힘든 일은 하지 않는 것. 몸이 나른해지는 것은 절대로 하지 않는다. 이를 지키는 것만으로도 악화를 예방하는 데 도움이 된다.

그리고 전부터 말해온 '상인두 찰과 요법(EAT치료 / B스팟 요법)'이다.

코 안쪽의 상인두에 염화아연 용액을 주입해 문질러 염증 부분을 치료하는 치료법입니다. 특히 강한 권태감이나 브레인 포그의 경우, 상인두에 꽤 심한 염증이 일어나고 있다고 한다. 그 부분을 깨끗하게 소독하면 자율신경이 자극되어 뇌로 혈류를 늘리는 것으로 이어진다고 한다.

또 하나는 미국 의료기관에서도 진행되고 있는 스테로이드를 사용한 치료법이다. "상인두 찰과 요법"만으로는 완치하지 않는 경우가 있어, 그 경우 나는 스테로이드제(음료제나 점적약)를 사용합니다.

염증을 억제하고, 또한 자기 항체 생산에 의한 면역 반응을 억제하는 효과가 있습니다.

- 첨가 (뉴욕 시사: 22년 2월 11일, 미 바이오 의약품 기업 기리아드·사이언시스가 개발한 신형 코로나 바이러스의 점적약 <렘데시빌> - 오미크론 등 변이 바이러스에 대해서도 유효성을 유지했다고 하는 연구 결과를 밝혔다. 미국과 독일의 연구기관에 의한 결과를 확인하는 내용이라고 설명하고 있다. 길리아드에 따르면 렘데시빌은 코로나 감염 확대 초기에 미국 워싱턴주에서 발견된 바이러스 외에 오미크론이나 델타 등 주요 변이 바이러스에 대해서도 항바이러스 효과를 발휘했다고 한다.

## 원래, 후유증이 되지 않기 위해서는 무엇을 하면 좋은 것인가.

후유증 치료로 도입하고 있는 것이, "코 양치질(세척/씻기)와 목뒤 온열 마사지"입니다. 미각, 후각 장애의 환자 중에는, 코 양치질(세척/씻기씻기)와 목뒤 온열 마사지를 몇 회한 것만으로 증상이 3할 정도 회복한 사람도 있습니다. 매일 하는 것으로 코로나에 걸리기 어려워져 감염돼도 경증으로 끝난다고 말해지고 있습니다. 후유증 예방에도 효과가 높다고 생각합니다.

### 1) 코 양치질(세척/씻기) 기본 방법

- 코 양치질용(세척/씻기) 키트는 약국에서 구입할 수 있지만 소금물로도 효과가 있다고 한다. 그 경우는 미지근한 물에, 물의 양에

비례해 1~2% 소금을 넣고 잘 섞어 사용한다. 준비하는 것은 약국과 100엔 숍 등에서 드레싱 용기와 식염수만. 용기는 사용 전후에 끓는 소독하는 것을 잊지 마십시오. “한 번의 코 양치질(세척/씻기)로 사용하는 것은 식염수 200~250ml 정도. 늘려도 상관없습니다. 코 양치질용 식염수는, 수돗물 1리터에 대해 식염 10그램(작은 술 2잔)을 섞어 녹일 뿐. 사용하는 소금은 조염(천연염)에서도 식염(정제 소금)이라도 좋을 것입니다.

- 가볍게 닫는 느낌으로 한쪽 콧구멍에 병 끝을 붙인다.
- 「아-」라고 소리를 내면서 병에 압력을 가해 식염수를 코 안에 흘려 넣는다(처음은 압력을 너무 강하게 하지 않도록 주의). 다른 한쪽 콧구멍으로, 혹은 입으로 물이 나오면 OK. 반대쪽 콧구멍도 마찬가지입니다.

포인트는 머리를 좌우로 기울이지 않고 바르게 하여 천천히 식염수를 주입하는 것.

그때의 압력이 너무 약하면 상인두까지 닿지 않습니다만 너무 강하면 귀에 물이 들어가 중이염을 일으키는 일이 있으므로 주의를. 처음은 가볍게 압력을 가하고, 서서히 스스로 적당한 힘을 주어 균형을 찾아 주세요. 코세척/씻기는 스스로 코를 씻을 수 있는 유아부터 고령자까지 실시할 수 있지만, 급성 중이염, 삼출성 중이염,

성대 마비, 노란 농성 콧물이 많은 사람은 피하는 것이 좋다고 한다.

그런 다음에 목뒤를 온열 마사지를 권합니다.

2) 목뒤 온수 온열 마사지 기본 방법

**【준비물】** 온수, 수건, 베개.

**【방법】** (1) 수건에 뜨거운 물을 적신다. (2) 목뒤를 뜨거운 수건으로 감싼다. (3) 뜨거운 수건을 목뒤에 대고, 5분 정도 바르게 눕는다.

**【포인트】** 목뒤를 따뜻하게 하면 목 주변 혈류가 정돈되어 상인두 혈액 순환 장애가 해소됩니다. 베개 소재는 고무 등 부드러운 소재를 추천합니다.

코 양치질( 세척/씻기)과 목뒤 온열 마사지로 상인두를 케어하는 것으로, 오미크론 감염 대책 외에도 꽃가루 알레르기 증상 경감, 감기 예방도 됩니다. 꼭 가족 전원으로 코 양치질(세척/씻기)을 습관으로 해 주었으면 합니다. 매일 2회 코 세척/씻기와 목뒤 온열 마시지를 하여 우리 몸에 갖춰진 면역 시스템을 최고로 풀가동해 감염력이 강한 바이러스로부터 몸을 지키자.

현재, 3번째의 <백신 접종>이 행해지고 있지만, 후유증 예방 효과는 있는 것일까.

이스라엘 연구 기관 논문에 따르면 백신을 두 번 이상 맞은 사람은 코로나에 감염돼도 후유증이 나오는 사람이 반으로 줄인다고 하는 데이터가 있습니다. 원래 백신을 접종하는 것으로 감염되기 어려워집니다.

마지막으로 히라하타 원장은 이렇게 호소한다.

후유증 그 자체로 죽은 분은 없지만 후유증으로 고통 받고 자살을 하신 분은 내가 파악하고 있는 것만으로 2명 있습니다. 즉, 코로나 오미크론 감염병 치료는 일주일에 끝나도 코로나 오미크론 후유증이라고 하는 것은 우리 몸과 정신을 서서히 죽음과 고통에 이르게 하는 병입니다. 오미크론을 감기 정도로 쉽게 생각하지 않으면 좋겠네요. 코로나 후유증으로 고통적인 삶이 지속되지 않기 위해서 적극적으로 감염 대책을 계속하자.

43

# 코로나 후유증 회복시키는 후각 테라피

## 후각이 없어지는 구조란?

신형 코로나 바이러스 감염 후, 후각을 재빨리 회복시키는 「후각 테라피」 당신도 좋아하는 냄새가 있어야 한다. 결혼식 꽃다발을 생각나게 하는 꽃향기, 엄마의 갓 구운 소닉 카드 두들(시나몬 맛 쿠키)에서 풍기는 계피 향기, 갓 깎은 잔디 냄새 등 여러 가지가 있을 것이다. 그러나 후각은 인간 감각에서 가장 과소평가된다. 어느 조사에 의하면 젊은이는 SNS를 그만둘 정도라면 후각을 잃는 것이 낫다고 생각하고 있다고.

그러나 신형 코로나 바이러스 증상으로 후각 장애가 나타나면 환자 60% 가 발병 4일 이내에 미각과 후각을 잃는다고 보고했으며,

다른 연구에서도 이 문제는 많은 사람들에게 적어도 6 개월 동안 고통으로 남는다.

다행히 후각 훈련, 특히 SRT(Smell Retraining Therapy: 후각 재훈련 테라피)라고 불리는 기술에 의해 후각 회복을 촉진할 수 있다.

## 후각이 손실되는 메커니즘

아노즈미아라고 불리는 후각 상실 증상은 코로나 바이러스에 국한된 현상이 아니다. 신형 코로나 바이러스 대유행 이전에는 적어도 인구 5분의 1이 무후각증이나 후각장애 (이전에는 좋은 냄새라고 생각했던 것이 나쁜 냄새라고 느끼는 등의 증상)에 시달렸다고 연구자는 추정하고 있다.

후각 변화는 일반적으로 바이러스, 감기, 독감이 코의 수용체에 손상을 입히는 것이다. 후각이 사라지는 것은 사소한 것처럼 보일지 모르지만 사실 후각이 있다는 것은 매우 중요하다. 가스 누출이나 불타는 냄새, 음식 부패 등 이상한 냄새를 깨닫는 것으로 어려운 상황에서 구출될 수 있다. 또한 코는 중추 신경계에 직접 연결되는 길이기도 하다. 즉, 냄새는 감정에 영향을 미친다. 특정한 사람이나 체험과 관련하여 안정을 주거나 감정을 흔드는 방아쇠가 되기도 한다.

## 후각 훈련 실시 방법

후각을 잃은 사람은 후각 훈련을 통해 뇌의 후각 부분에 대한 신경 경로를 재생하기 위해 냄새를 맡는 "연습"을 할 수 있다. 연구는 아직 한정되어 있지만 초기 연구에서는 SRT를 실시한 사람의 68%가 개선을 보였으나 실시 안한 그룹에서는 33%에 그쳤다. 또한 CDC (미국 질병 예방 관리 센터)는 SRT가 안전하다고 한다. 냄새 훈련은 일반적으로 꽃향기, 과일 향기, 매운 향기, 수지 향기의 일반적인 네 가지 향기를 사용한다. 후각 훈련 키트에서는 로즈, 레몬, 정향, 유칼립투스 정제 오일을 사용할 수도 있다. 그러나 전문가에 따르면 라벤더, 계피 스틱, 오렌지 껍질, 바질과 민트 무리 등 향기가 강하게 지속되는 것이라면 무엇이든 좋다.

후각장애인을 돕는 영국의 비영리 단체 '피푸스 센스'는 후각 트레이닝 방법을 다음과 같이 제안하고 있다.

*하나씩 다른 용기에 냄새를 넣습니다.

*처음 향기를 천천히, 짧고, 부드럽게 냄새를 호흡합니다.

*2~3회 반복한 후, 5분 정도 쉬십시오.

*다음 향기로 옮겨 위의 내용을 반복합니다.

*변화가 있으면 기록합시다.

*하루 2회, 적어도 12주간은 계속해 주세요.

연구자에 따르면 결과를 얻으려면 일관성과 시간이 필요하다고 한다.

## 아유르베다에 의한 후각 치료법

아유르베다 관점에서도 냄새 훈련은 의미가 있습니다. 아유르베다에서는, 비강으로부터 약(오일)을 넣는 「나스야」를 치료법으로서 이용해 왔다. 코와 뇌가 직접 연결되어 있기 때문에 이 방법으로 기름을 넣는 것으로 "뿌리 깊은 독을 제거한다"라고 생각된다.

마운트 마돈나 칼리지 오브 아유르베다 학부장인 이비인후과 레네 로시 교수는 플라이 마르샤라 불리는 코로부터 클렌징(정화)을 하면 전신을 순환하는 줄기세포의 생성을 자극한다. 가능성이 있음이 연구에 제시되었다고 말한다. 이것은 냄새의 수용체를 회춘하는 데 도움이 될 수 있다는 것이다.

로시 교수는 깨끗한 새끼손가락에 정제 오일을 넣고 콧구멍 안쪽을 부드럽게 마사지하여 비강을 매일 윤활 시키는 것을 제안한다. 네티팟(코 세척용 포트)에 넣은 식염수로 코를 헹구면 비강이 깨끗해지고 후각이 강화된다. 가정용 SRT 키트를 사용하는 경우 조심히 한다. 박테리아를 코에 넣지 않도록 깨끗한 장비를 사용한다. 또한 로

시 의사는 원액 에센셜 오일을 코 조직에 직접 붙이지 않도록 경고한다. 화상이나 피부를 자극할 수 있기 때문이다.

# 44

# 코로나 후유증 치료 치유 생활 습관 - 자기 면역력. 자연 면역력

## 자기 면역력의 향상에는 "NK 활성" 향상이 열쇠

감염증 시즌에 요주의! 자기 면역력 향상에는 "NK 활성" 향상이 열쇠

감염증을 예방하는 '면역' 중에서도 스스로 높이는 것이 자연 면역이다. 순천당대학 대학원 의학 연구과 다케다 카즈요시 교수님에게 「자연 면역력 업 열쇠 「NK 활성」」에 대해 들었다.

## 스스로 높일 수 있는 「자연 면역」 면역력을 좌우하는 NK 활성. 매일 습관으로 향상

코로나와 독감 감염이 유행하는 계절이다. 이것들을 예방, 치유

하는 「면역」 구조에는, 자연 면역, 획득 면역 2개가 있다. 스스로 높여지는 것이 자연 면역이다. 「자연 면역은 다양한 면역 세포에 의해 기능하고 있지만, 그중에서도 면역력 지표의 하나로 되어 있는 것이, 최전선에서 일하는 「NK 세포. 그 힘은 「NK 활성」이라고 불리며 매일 식사나 습관 등에 영향을 받아 변화한다고 다케다 교수는 밝힌다. NK 활성을 높이면 면역력이 높아진다고 한다.

### "NK 세포"의 주요 특징

「자연면역」중에서도 최전선에서 일하는 활동 정도를 「NK 활동」이라고 하며, 면역력 지표의 하나 활성의 힘은 태어난 체질이나 유전 등에 의해 개인차가 있고 계절이나 그날 컨디션 등에 따라 변동한다. 활성의 힘이 가장 높은 것은 20대. 연령에 따라 저하되어 50~60대가 되면 20대에 비해 절반 이하로 떨어진다.

### "NK 세포"가 활성화되는 생활 습관

#### (1) 식사는 「밸런스 좋게」가 기본

우선은, 세포의 기초가 되는 단백질, 에너지의 기초가 되는 당질이나 지방, 비타민 등의 영양소를 균형 있게 섭취해, 체내 세포를 건강하게 유지하는 것. "그 위에 직접 면역력을 올리는 요구르트 등 식품을 섭취하지 않으면 의미가 없습니다."(다케다 교수)

(2) 요구르트 등 발효 식품을 섭취

요구르트 등 발효 식품과 식이섬유 일종 「β-그루칸」을 포함한 버섯류는 면역세포에 작용하여 NK 세포를 활성화시키는 것으로 알려져 있습니다. 특히 R-1 유산균을 사용한 요구르트는 인간 시험에서 데이터도 있어 추천. 2~3주 이상 계속해서 섭취하면 효과적입니다.

【R-1 유산균을 사용한 요구르트로 감기에 걸릴 위험이 저하! 】

야마가타현·후나가타마치 57명, 사가현·아리타초 85명의 고령자를 대상으로, 감기 이환 리스크를 비교. 각각을 2팀으로 나누고, 반은 R-1 유산균을 사용한 요구르트 1일 90g을, 나머지 절반은 우유 1일 100ml를 8주간 또는 12주간 섭취했는데, 결과는 R-1 유산균을 사용한 요구르트를 섭취한 팀이 감기에 걸릴 위험이 절반 이하로 떨어졌다는 결과가 나왔다.

(3) 운동을 하고 기초체력을 붙인다

좋은 땀을 흘리고 기분이 좋아 라고 즐겁게 할 수 있는 운동을 주 2~3회 실시합시다. "운동 후 면역기능은 일시적으로 내려가지만 습관적으로 계속되면 점차 근육이 붙어 심폐기능이 오르기 때문에 몸만들기 면에서 매우 중요하다. 무리없이 가능한 정도라면 면역과 체력 어느 쪽이나 유지할 수 있을 것입니다.

(4) 최선을 다해 규칙적 수면

생활 리듬이 무너지고 과도한 스트레스를 느끼는 것은 면역력을 낮추는 요인 중 하나이다. 반드시 『일찍 자고 일찍 일어나기』라고 하는 것이 아니라, 자신 나름 시간으로, 리듬 있는 생활을 보내는 것이 중요합니다. 그 포인트가 되는 것이, 기상·취침, 식사 시간을 결정하면, 하루 리듬을 취하기가 쉬워집니다.

(5) 온과 오프를 확실히 나누어

면역력이 가장 오르는 것은, 뭔가 하나를 끝내고 달성감이나 상쾌감을 느낄 때이므로 일이나 가사 등 해야 할 일은 열심히 하고, 쉴 때는 확실히 쉬자. 온도 오프도 어딘지 모르게 보내지 말자.

45

# 정기적인 (야외) 운동으로 극복한다

코로나로 외출 자숙이나 텔레워크 재택 근무, 온라인 수업 등 감염증 대책을 장기간에 걸쳐 시행하는 중에는 아무래도 운동량이 줄어들기 쉽습니다. 「운동 부족」은 비만이나 고혈압, 심장질환이나 지질 이상증과 같은 만성 질환 발병 리스크나 또 사망 리스크를 높이는 요인의 하나이다. 그리고 신형 코로나 바이러스 중증화 위험과도 관련되어 있는 것으로 밝혀졌다.

미국에 거주하는 오오니시 의사가 최신 지견을 바탕으로 해설합니다.

2022년이 시작되고 1개월이 지났습니다. 새해 포부에 "올해는 건강을 위해 운동한다"고 맹세했지만 "아직 시작하지 않았다" "벌써 좌절했다"는 분은 계십니까? 혹시 목표를 너무 높게 설정했는지.

예를 들어 서구의 가이드라인은 '주 150분 이상의 운동'을 권장합니다. 그러므로 지금까지 많은 연구들은 가이드라인 목표에 도달했는지 여부를 평가하고 있다. 그런 가운데 미국립 암연구소(NIH) 페드로 세인트-모리스 박사 등은 "주 150분, 가이드 라인을 충족시키지 않아도 적당한 운동이 얼마나 죽음을 막는가"를 조사해 2022년 1월 24일 의사회 잡지(JAMA)에 보고했습니다.

## 40세부터 85세까지 다양한 인종 남녀 4,840명.

연구는 참가자의 2003년부터 2006년 국민건강영양조사(NHANES)와 7일간 활동량계 데이터를 조합하여 2015년 말까지 이용가능한 전미 사망지수 데이터를 비교했다. 그리고 연령, 학력, 흡연, 다이어트, 바디매스 지수(BMI) 등 요인을 고려해 분석했습니다.

그 결과 미국의 모든 성인이 "하루 10분, 20분, 30분으로 운동을 늘리면 연간 사망수가 각각 6.9%, 13.0%, 16.9%가 감소한다." "만약 모든 성인이 하루 10분 운동을 하면, 전미에서 연간 11만 1,174명, 게다가 20분에서는 20만 9,459명, 30분에서는 27만 2,297명의 사망이 감소할 가능성이 나타났습니다.

NIH 뉴스는 "이 연구에서는 인과관계를 밝힐 수 없었지만, 지금까지 연구에서 신체 활동 운동이 건강을 개선하고 심혈관계 질환,

당뇨병, 일부 암 등 조기 사망으로 이어지는 일부 만성 질환의 위험을 줄이는 것으로 나타났습니다. 즉, 약간의 운동이 장수에 큰 효과를 가져 오는 것입니다.

## 미국에서는 성인 '4명 중 1명 이상'이 운동 부족이지만...

그렇다면 실제로 얼마나 많은 사람들이 운동 부족일까요? 조사 결과 25.3%가 운동 부족이었습니다. CDC의 영양, 신체 활동 및 비만 부문 이사인 루스 피터슨 의학 박사는 "충분한 운동을 함으로써 10명중 1명은 조기 사망을 예방할 수 있습니다" "수면 개선, 혈압 및 불안 완화, 심장병, 일부 암, 치매(알츠하이머병 포함) 위험 감소 등 신체 활동 건강상 이점을 놓치고 있는 사람이 너무 많습니다."라고 말합니다.

## 일본인 「미국인보다 더 운동 부족」

운동 부족은 미국인만이 아닙니다. 2019년 일본 후생노동성의 보고에 따르면 20세 이상 일본인에서 운동 습관이 있는 사람(여기에서 "운동 습관이 있는 사람"은 1회 30분 이상 운동을 주 2회 이상 실시하고, 1년 이상 계속하고 있는 사람을 나타냅니다.) 비율은 남성은 33.4%, 여성은 25.1%입니다. 지난 10년 동안 남성은 변화가 없었지만 여성은 줄어들었습니다. 연령별로는 남성에서는 40세대, 여성에서는 30세대에서 가장 낮으며 각각 18.5%, 9.4%. 즉, 일본인에 있어서 성인 남성 3명에 2명, 성인 여성 4명에 3명이 운동 부족이라고 하는 것이 됩니다.

## 운동 부족은 "신형 코로나 중증화 위험"에도 영향

카이저 파마넨테 의료센터 로버트 살리스 박사 등은 2021년 10월 '영국 스포츠 의학회지(BJSM)'에 코로나 유행 전 2년간 운동이 부족한 신형 코로나 환자는 정기적인 운동을 하고 있는 환자보다, 입원률, 집중치료실(ICU)의 필요성, 한층 더 사망할 확률이 높은 것으로 보고했습니다. 신형 코로나 중증화 위험으로서 「고령, 남성, 당뇨병, 비만, 심혈관 질환 등의 기초 질환」이 알려져 있습니다. 그런데 "운동 부족"은 그 기초 질환의 리스크가 됩니다만, 신형 코로나 중증화 리스크에 포함되어 있지 않습니다.

살리스 박사팀은 신형 코로나 중증화에 대한 '운동 부족'의 영향을 조사하기 위해 2020년 1월부터 같은 해 10월에 걸쳐 신형 코로나에 감염된 성인 48,440명을 대상으로 '입원률, 집중치료실(ICU)의 필요성, 사망' 등의 경과를 비교했습니다. 환자 평균 연령은 47세, 거의 3분의 2가 여성(62%), 바디매스 지수(BMI)는 31(이것은 비만으로 분류). 약 절반(50%)은 당뇨병, 만성 폐색성 폐질환 (COPD), 심혈관 질환, 신장 질환, 암 등의 기본 질환이 없었다. 5명 중 1명은(18%)은 1

개, 3분의 1(32%)은 2개 이상의 기본 질환을 가졌다.

연구자들은 환자의 2018년 3월부터 2020년 3월 사이 신체 활동 수준을 "항상 운동 부족(0~10분/주)", "어떤 운동(11~149분/주)" "정기적으로 운동한다(150분 이상/주)"로 분류했습니다. 조사 결과 약 7%가 정기적으로 운동하고 있었다. 15%는 항상 운동 부족이었고 78%는 가끔 운동을 했다. 코로나로 이들 전체의 약 9%가 입원했고, 약 3%가 집중 치료를 필요로 하고, 2%가 사망했다.

또한 연구자들이 인종, 연령, 기초 질환 등의 요인도 고려해 분석하면, 항상 운동 부족 환자는 정기적으로 운동하는 환자에 비해 "입원할 가능성이 2배 이상, 집중치료실 (ICU)의 필요 확률이 73% 높고 감염증으로 사망할 확률은 2.5배 높다"는 것을 알았습니다. 또한 항상 운동 부족 환자는 가끔 운동을 하는 환자에 비해 "입원할 가능성이 20% 높고, 집중치료실(ICU)이 필요할 가능성이 10% 높아 감염증으로 사망 가능성이 32% 높다"는 것을 알았습니다.

연구자들은 다음과 같이 고찰합니다. 항상 (야외) 운동 부족은 - 기초 질환이나 위험 인자, 어느 것보다 신형 코로나 감염이 중증화되는 위험 인자임을 주목해야 한다. 사실, 운동 부족은 - 흡연, 비만, 당뇨병, 고혈압, 심혈관계 질환, 암 등의 위험 인자와 비교하여 모든 결과에서 코로나 중증화의 가장 강한 위험 인자였습니다. 정기적으로 운동은 면역 기능을 높이는 것으로 잘 알려져 있으며 바이러스 감염 발병률, 증상의 강도, 사망률이 낮은 것으로 알려져 있습니다. 정기적으로 운동은 신형 코로나 감염으로 인한 폐 손상의 주요 원인인 전신성 염증 위험을 줄여줍니다.

### 「하루 10분」으로 좋다… 우선은 「시작하는 것」

바쁘고, 운동하는 「시간이 없다」라고 하는 분이 계신다고 생각합니다. 다만, 우선 「1일 10분」이라면 그다지 무리하지 않아도 시간을 낼 수 있다고 생각합니다. 몸을 잘 움직이지 못하는 분은 먼저 걷는 것부터 시작하십시오. 자신이 좋아하는 페이스로 하십시요. 비싼 회비를 지불하고 체육관에 가입하거나 격렬한 훈련, 특별한 스포츠웨어 및 신발을 준비할 필요가 없습니다. 자신의 라이프스타일에 있었던, 즐길 수 있는 것이라면 오늘부터 할 수 있겠지요. 즐거움과 기쁨이 되면 조금씩 시간이 늘어나 자연스럽게 매일 22분, 또는 일주일에 5회 30분 운동을 습관화하는 것이 좋습니다.(이것은 미국인을 위한 신체 활동 가이드라인 「강력의 운동」 에 필적하네요)

46

# 배가 아픈 이유 - 전문가 진단

신형 코로나바이러스 감염증(COVID-19)에 의한 팬데믹도 이제 3년째에 접어들어, 코로나 증상을 모두 파악할 수 있었던 것 같지만, 오미크론의 등장으로 인해서 감기나 인플루엔자에 가까운 증상을 호소하는 사람이 많게 되었다고 한다. 그리고 지금, 두통 이상으로 증가하고 있는 새로운 오미크론의 증상이 있다. 그것이 배 아픔, 복부 고통이다!

하버드대학, 런던대학 킹스 칼리지, 스탠퍼드대학, 매사추세츠 종합 병원 과학자에 의해 개발된 앱을 사용하여 코로나 증상을 추적한 '조이 COVID 연구'에 따르면, 앱에서 위장, 복부 고통 증상을 보고한 사람 수가 2021년 12월 중순부터 1월 말까지 급증했다고 한다. 이러한 증상으로는 위 통증, 설사, 메스꺼움, 식욕 부진 등이 있습니다. 올해 증가는 같은 앱에 의해 수집된 전년 겨울 데이터와 유사하지만, 전체적인 수는 확실히 많다고 한다. '트위터'에서도 오미크론으로 배 아픔, 복부 고통이 있었다고 보고하는 사람이 많이 있다.

이 통증은 오미크론 증상인가? 코로나 바이러스에 감염되어 이 증상이 나온 경우는 어떻게 하면 좋을까? 전문가에게 질문하였다.

## 오미크론 증상

미국 질병 예방관리센터(CDC)는 델타 바이러스가 미국에서 유행하고 있던 2021년 2월에 COVID-19에 의한 증상 리스트를 갱신하고 있다. 2021년 12월 중순에 발표된 CDC의 보고에 의하면, 오미크론 사례를 분석한 결과, 아래의 증상이 발생할 가능성이 높은 것이 발견되었다.

거기에 나타난 증상은 다음과 같다. 기침 / 권태감 / 코 막힘 / 콧물 / 발열과 오한 증상 (발열이나 오한 증상은 약간 다름)

## 오미크론은 복부 고통을 일으키는가?

전문가가 말하기를 가능성이 있다고 한다. "사람에 따라서는

COVID-19에서 위장 부조화가 일어날 가능성이 있습니다. 흔하지는 않지만 발병하는 일이 있습니다." 보증센터 연구자인 아메쉬·A·아달자 의학 박사. - 박사에 의하면, 「통상은 설사를 같이 수반한다.」라고 한다.

밴더빌트대학 의학부 교수로 감염증 전문가인 윌리엄 샤프너 의학 박사는, "오미크론이나 그 외의 COVID-19 바이러스는 배설물에서 검출될 뿐만 아니라, 장의 점막에서 증식할 수도 있습니다."라고 말하고 있다. "그 때문에 염증이나 경련이 일어나 복통으로 이어질 우려도 있습니다."라고 해도 심각한 증상은 극히 드물다.

다만, 뉴욕주립대학 버팔로교 교수로 감염증 부문 수석인 토마스 루소 의학 박사에 의하면, 복통과 함께 그 밖의 위장 증상이 나왔을 경우, 자동적으로 COVID-19가 원인으로 결정해서는 안 된다고 한다. 「조이 COVID 연구」에서는, 위장 고통 증상을 보고한 사람 속에 COVID-19가 음성으로 노로바이러스나 위장염 등을 발병하고 있던 경우도 있다고 한다.

루소 박사는 이전보다 많은 사람이 코로나에서 회복하고 마스크를 착용하지 않는 사람도 있기 때문에 COVID-19가 아니라 위장염에 걸릴 가능성도 충분히 있다고 지적했다.

## 오미크론 증상에 의한 복부 통증(배아픔)을 치료하는 방법

COVID-19의 양성 반응이 나오고 배가 아프면 전문가는 다음과 같은 대처법을 조언하고 있다.

· 위에 부드러운 음식물을 먹는다.

샤프너 박사는 피자와 튀김과 같은 기름기가 많고 무거운 음식을 피하고 바나나, 쌀, 토스트, 애플 소스 등 위에 부담 없는 자연 친화적인 것을 선택하는 것이 좋다.

· 물을 많이 마신다.

샤프너 박사는 물이 소화기관을 제대로 작동시키는 데 도움이 될 뿐만 아니라 설사 증상으로 탈수 현상이 있는 경우가 있어 몸에 충분한 수분을 공급한다.

· 아세트아미노펜(해열진통제)을 복용한다.

루트거스 로버트 우드 존슨 의과대학 위장과 전문의 리 안 첸 박사는 매우 심한 증상이 지속되면 아세트아미노펜(타이레놀 등)과 같은 시판 진통제를 복용하도록 권장한다.

· 자연요법을 검토한다.

"민트나 생강 등을 이용한 자연요법이 위장 조절과 메스꺼움 개선에 도움이 될 수 있습니다. 어느 쪽이든 양쪽 재료를 사용한 차를 마시고 증상을 보자" 첸 박사.

· 제산제를 복용한다.

루소 박사는 위통과 관련된 위산 역류와 같은 증상이 있는 경우 히스타민 H2 차단제 파모티딘(펩시드, 펩시드 AC)이 도움이 될 수 있다고 말한다. 최근 소규모 임상시험에서 파모티딘을 복용한 COVID-19 환자는 복용하지 않은 환자보다 빨리 회복되는 것으로 밝혀졌다. "아직 이 데이터는 결정적이지는 않지만 위산에 의한 위통증이 있다고 느낀다면 파모티딘 1개로 2가지 효과를 기대할 수 있다"는 것.

## 오미크론에 의한 복통으로 의사와 상담하는 타이밍은?

오미크론에 의한 복통은 보통이라면 격통이 아닐 것 같다. 그러나 심한 설사가 나거나 배설물에 피가 섞여 있거나 탈수 증상을 일으키거나 배변 통제가 어려운 경우는 의사에게 전화하도록 첸 박사는 추천하고 있다.

심각한 통증이 계속되는 경우도 마찬가지다. “오미크론에 걸려 있고, 맹장염이나 그 밖의 병을 발병했는데, 모두 오미크론 증상이라고 오해하는 것은 가장 피하고 싶은 것입니다. 얼마나 무거운 증상인지, 증상이 오래 지속되는가가 중요해진다.”라고 샤프너 박사는 말한다.

47

# 코로나 오미크론 감염 재택 치료 요양 - 필수품 체크 리스트

만약, 오미크론에 감염해 버리면… 가족이 있으면 도움도 받을 수 있지만, 의지할 사람이 없는 경우에는 사전 준비해야 할 물건을 말한다.

필수품이 갖추어지면 근심 없음!

코로나가 언제와도 이상하지 않은 그때를 위한 재택 치료 재택 요양 필수품을 전문가의 감수를 받아서 리스트화하였다.

우선은 확인! 가정 요양 필수품 체크 시트

집 치료 요양 시에 의지할 수 있는 필수품을 아래 일람에 정리했습니다. 필요한 것을 □에는 체크를 넣어, 만약의 경우에 대비합시다.

<table>
<tr><th colspan="2">약</th></tr>
<tr><td colspan="2">□ 복용 중 약 복용 중 약이 있는 경우,<br>집 요양 중에 약이 부족하지 않도록 병원과 상담 후 여유를 가지고 2주 분 정도를 기준으로 준비.</td></tr>
<tr><th colspan="2">식료품·일용품·위생 용품<br>식료품이나 일용품. 또, 화장실이나 욕실 등 동거하는 사람과 공용 공간 소독 등에 필요한 위생 용품.</th></tr>
<tr><th>식료품</th><th>식기·일용품·위생 용품</th></tr>
<tr><td>□ 주식(쌀이나 가락국수, 시리얼 등 먹기 쉬운 것)<br>□ 과자류<br>□ 젤리 영양 보조 식품<br>□ 레토르트 식품<br>□ 인스턴트식품<br>□ 통조림(과일 등)<br>□ 냉동식품 (편리)<br>□ 경구 보수액(스포츠 음료 등)</td><td>□ 일회용 식기(종이 식기·종이컵·나무 젓가락 등)<br>□ 티슈페이퍼<br>□ 화장지<br>□ 체온계<br>□ 생리 용품<br>□ 비누<br>□ 알코올 손 소독제<br>□ 땀 닦는 수건<br>□ 염소계 표백제<br>□ 일회용 마스크<br>□ 일회용 장갑<br>□ 비닐봉지<br>□ 쓰레기봉투</td></tr>
</table>

48

# 코로나 재택 치료 요양 - 의사가 권하는 음식과 식품

## 코로나 후유증 재택 요양 중 먹는 음식 & 식품이란

신형 코로나 바이러스에 감염되어 집에서 요양하고 있는 동안 회복을 위해 해야 할 것은 무엇일까. 의사의 지시에 따르는 것 외에 할 수 있는 일의 하나는 음식, 식사를 조심하는 것이다.

코로나 감염으로 인한 증상을 완화하기 위해서는 어떤 식품과 음식에 유의해야 할지 미국 의사와 전문가에게서 이야기를 들었다.

### 1. 먹어야 할 것.

#. 내과 의사로 임상영양학과 비만치료가 전문인 에드리안 유디무는 "비타민A와 비타민C, 마그네슘, 아연 등이 풍부하게 포함하

는 야채와 과일을 많이 섭취하는 것이 중요하다"라고 말했다. 또한 일부 야채와 과일에 포함된 항산화물질과 폴리페놀은 면역력을 높이는 것 외에 염증을 억제하고 대사를 촉진하기 때문에 신형 코로나 바이러스를 비롯한 감염증으로부터 회복에 특히 중요한 것이라고 한다.

유디무 의사에 따르면 생선도 취해야 할 식품 중 하나다. 오메가3 지방산을 많이 포함하는 생선 등에는 면역에 좋은 기능이 있는 것 외에도 생선에는 많은 비타민 D가 "부족하면 호흡기 계통에 감염증에 걸리기 쉬워진다"는 것을 강조했다. 또한 이 의사는 항산화 작용, 항염증 작용, 항혈전 작용이 있는 폴리페놀을 많이 포함하는 올리브 오일 사용량을 늘리는 것을 권고하고 있다. 올리브 오일에 많은 오메가3 지방산은 "자연 면역과 획득 면역을 모두 활성화시키는 효과가 있다"라고 한다.

#. 미국 뉴저지주에 있는 세인트 조셉대학 의료 센터의 로버트지 라히타 의사는 돌연변이 바이러스 오미크론에 감염된 사람 가운데는 "목이 타는 것 같다" "입에 면도날이 들어있는 것 같다." 라는 사람도 있다고 말한다. 그러한 증상이 있는 경우에는 특히 이때 필요한 수분 보급에 최적인 수프를 추천한다. 닭고기를 끓인 수프와

달걀 수프는 단백질과 수분을 동시에 취할 수 있다. 그 외에 가열해서 부드럽게 한 인삼, 양파, 시금치 등도 취하면 좋다고 한다.

한편, 라히타 의사는 면역 기능 향상에 중요한 역할을 하는 장내 세균총(장내 플로라)의 밸런스를 개선하기 위해 요구르트, 케피아, 템페, 김치, 된장, 치즈 등의 프로바이오틱스 식품을 취하는 것도 중요하다고 말하고 있다. 라히타 의사에 따르면, 프로바이오틱스 식품 이외에 보리, 귀리, 양파, 마늘, 파, 아스파라거스, 바나나 등은 장내 건강을 증진하는 박테리아에 대한 영양원이 되는 「프리바이오틱스」식품도 많이 먹어야 한다고 한다.

그 밖에 중요한 것은 "평소보다 많은 수분을 취하는 것"으로 코코넛 워터, 허브티, 스포츠 드링크, 신선한 주스 등을 마시는 것이 좋습니다. 특히, 석류 주스에는 항산화 물질을 포함하는 것 외에도, 케토시스(에너지가 부족해, 혈액 중의 케톤체 농도가 상승한 상태)나 대폭적인 체중 감소를 방지하는데 효과적이라고 한다. 또, 메스꺼움이 있을 때는 생강차를 추천하고 있다. 홍차는 염증이 일어나고 있을 때에 추천하지만, 뜨거운 채로 마시는 것은 피하는 것이 좋다. (미지근하게 마시면 효과 있습니다).

## 2. 피해야 할 것.

재택 요양 중 식사에 대해 영양사인 헤일리·포무로이는, 생 것, 날 것 식품은 피하는 것이 좋다 라고 말한다. 특히 신형 코로나처럼 강한 바이러스에 감염되었을 때에는 소화력도 약해지기 때문에 부드럽게 조리한 식품을 취해야 한다 라고 한다. 라히타 의사는 탈수 작용이 있는 커피도 피하는 것이 좋다고 한다. 그 외 목이 '타는 감각' 원인이 되기 때문에 레몬이나 오렌지 등 감귤류 과일과 매운 음식은 함께 먹지 않는 것이 좋다고 한다.

한편, 유디무 의사는, 단당류를 많이 포함하는 「초가공 식품」은 피해야 한다고 말한다. 단당 섭취량이 많은 식생활은 전반적인 감염 리스크를 높이는 것 외에 혈당치가 급격히 상승하기 쉽기 때문에 그 후에 에너지 수준이 저하되기 쉬워 권태감의 원인이 된다고 한다.

49

# 코로나 후유증 천연 아미노산 5-ALA(5아미노레블린산) 효과

천연 아미노산 「5-ALA」에 대해 나가사키대학의 북결 교수는 코로나 오미크론 증식을 거의 100% 막아내게 하는 효과를 세포 수준에서 확인했다고 발표했다.

또한 5-ALA를 코로나 환자에게 투여한 특정 임상 연구 결과의 일부도 공표되어 미각과 후각 이상 등 증상 개선 효과가 시사된다고 합니다. 이것은 비대면으로 열린 포르피린-ALA 학회에서 나가사키대학 열대의학·글로벌 헬스연구과장 북결교수가 발표한 것이다.

연구 결과에 의하면, 오미크론을 감염시킨 동물 세포에 5-ALA

를 투여했는데, 알파나 델타와 같이, 일정 농도 이상으로 거의 100% 증식을 억제하는 효과가 확인되었다고 한다. 5-ALA는 신형 코로나바이러스 돌기나 유전자에 결합하여 세포 침입이나 증식을 저해한다고 생각되고 있으며, 향후 나오는 변이 바이러스에도 유효하다고 밝혀졌다.

나가사키대학 열대의학·글로벌헬스연구과장 북결 교수
"오미크론 증식을 막는 5-ALA의 효과는 100%에 가까운 것까지 가고 있다. 5-ALA는 유효할 것이라고 생각하고 있다."

또 신형 코로나에 대한 치료 효과를 확인하기 위해, 작년 2월부터 나가사키현 내외 8병원에서 경증과 중등증 코로나 환자 50명을 대상으로 행해지고 있던 특정 임상 연구 결과의 일부도 발표되었다.

북결 교수에 따르면 "5-ALA를 14일간 섭취한 환자"와 "섭취하지 않은 환자"에서 바이러스량 변화에 차이는 인정되지 않았다는 것이다. 그러나 미각이나 후각 이상, 식욕은 섭취한 사람이 개선 비율이 높고, 기침이나 나른함이 사라지는 비율도 섭취한 사람이 높았다고 한다.

이 결과에 대해 북결 교수는 "연구 대상의 80% 이상을 회복이 빠른 경증 환자가 차지하고 있어 향후, 중증화 리스크가 높은 환자 집단에서 추가 검토가 필요"라고 하였다.

50

# 유산균의 효능과 섭취 방법

유산균으로 변비 해소라고 하는 것은 지금 누구나 들은 적이 있다고 생각한다. 그러나 유산균의 효과는 그뿐만이 아니다. 유산균에는 꽃가루 알레르기와 아토피 등 알레르기 증상이 개선되거나, 인플루엔자를 격퇴하거나, 대장암까지 예방하는 효과가 있다.

유산균의 구체적인 효과·효능, 또, 유산균의 섭취 방법 등을 소개해 갑니다.

## 유산균이란?

눈에는 보이지 않지만 우리 몸에는 많은 박테리아가 살고 있습니다. 이 박테리아는 '상재균'이라 부르며 장, 피부, 입, 코 등  다양한 곳에 살며 우리 건강을 지켜 준다.

그 중에서도 최근 특히 주목받고 있는 것이 장안에 살고 있는 세균들. 장안에는 약 1000종류 이상, 100조 개 이상의 세균이 살고 있다고 하며, 이들 세균이 만들어내고 있는 물질이 신체 건강과 크게 관련되는 것을 최근에 알게 되었다.

유산균은 당을 분해하여 "젖산"을 만드는 균을 부르는 명칭으로, 장내에서 "젖산"은 장운동을 활발하게해, 대소변을 촉진해 주거나, 그 밖에도 면역력을 높여 알레르기 증상을 완화하거나, 치아의 치주병을 막고, 대장균을 막는 등  다양한 효과를 가져다주는 것으로 알려지고 있다.

장내 세균 3개

1. 몸에 좋은 일을 해주는 것 = 선옥균 (주로 유산균)
2. 주로 신체에 해를 끼치는 것 = 악옥균 (대장균이나 웰슈균 등)
3. 어쨌든 좋게 하는 것 = 중간자 균.

3 종류로 나눌 수 있지만, 그 이상적인 비율은 선옥균 : 나쁜 균 : 중간자 균 = 2 : 1 : 7이다. 이 비율이 악옥균 우세에 기울어 버리면, 여러 가지 아픈 현상이 나타나거나 병이 되는 것이다. 유산균을 적극적으로 섭취하면 장내를 선옥균 우세로 유지하는 것이 매우 중요하다.

## 유산균의 효과

1. 변비 해소 2. 면역력 향상 3. 피부 거칠기 개선 4. 아토피성 피부염 개선 5. 화분증 (꽃가루 알레르기) 예방 6. 고혈압 예방 7. 콜레스테롤 수치 저하 작용 8. 혈당치 상승 억제 9. 대장암 예방 10. 구취 예방 11. 다이어트 등이 있다.

## 유산균 섭취 방법

장내 세균의 밸런스는, 음식 연령 운동 약 스트레스 등, 다양한 요인에 의해 좌우되고 있다.

## 그 중에서도 영향력이 큰 것이 매일 식사!

고기 등 고단백 · 고지방 식사만이라면 악옥균이 점점 늘어나 버린다. 한편, 유산균이 듬뿍 들어있는 발효 식품이나 식이섬유가 풍부하게 포함된 야채·과일 중심 생활을 하고 있으면, 장내에서는 선옥균이 점점 늘어나 장내 환경을 정돈해 주는 것이다.

## 유산균이 풍부하게 포함되어 있는 음식

• 요구르트 • 치즈 • 김치 • 된장 • 식혜

장내에서 선옥균의 먹이가 되거나 대변 재료가 되기 때문에 장내 환경을 정돈하기 위해 필수적인 음식. 주로 야채와 과일, 해초, 버섯류 등이 포함됩니다. 또, 비피더스균이 좋아하는 올리고당을 적극적으로 섭취하는 것도 장내 환경을 정돈하는데 중요하다.

### 올리고당 들어있는 음식

• 우엉 • 양파 • 벌꿀 • 바나나 • 버섯 • 간장

이 음식을 매일 식사에 섭취해 나가는 것으로 확실히 장은 선옥균이 우세하게 된다.

그러나 지금, 이미 장내 세균이 악옥균 우세가 되어 있을 가능성이 있다면, 이것을 선옥균 우세로 바꾸기 위해서는 상당수의 유산균을 섭취해야 한다. 그렇게 되면 발효 식품으로부터  섭취하는 것은 당분이나 염분 섭취가 신경이 쓰이는 분도 있다. 또한 사람에 의해 장에 있는 박테리아의 종류가 다르기 때문에 맞는 세균 · 맞지 않는 세균이 있고, 가능하면 여러 종류의 유산균을 섭취하고 싶은 것이다. 요구르트를 계속 먹고 있지만 효과를 느끼지 않는다. 라는 목소리를 듣는 것은, 1종류의 균을 계속 섭취해도, 아마 그것이 자신의 신체에 맞지 않았을 것이다.

편향이 없도록 여러 가지 재료를 먹는 편이 좋지만, 바쁘거나 힘들면 영양보충제를 섭취하는 것도 좋다.

51

# 신형 코로나에 요구되는 것은 「간편하고 저렴한 대책 - 홍차」

일본에서도 코로나 감염 확대의 파도가 몇 번이나 밀려들어 우리 생활은 일변되었습니다. 백신과 치료제 개발이 진행되고 있는 반면, 아직 증상의 메커니즘이나 유용한 치료법은 확립되어 있지 않다. 집단면역을 얻기에는 아직 먼 상황입니다. 일시적으로 수렴해도 곧바로 감염력이 강한 변이 바이러스가 나타나고, 앞으로도 감염 재확장이 우려되고 있습니다.

지금 세계에서 요구되고 있는 것이 바이러스의 확산을 막기 위한 간편하고 저렴한 대책입니다. 거기서 우리가 주목한 것이 「홍차」입니다. 홍차를 마시는 것으로 면역력이 향상되는데, 감염증 대책으로는 면역력을 높이는 것도 중요합니다. 홍차를 지속적으로 마시는 것으로 바이러스에 침입된 세포를 공격하는 NK(내추럴 킬러) 세포 활성이 높아지고 타액 중 분비형 항체(SIgA) 농도가 증가한다. 즉 면역력이 높아진다는 연구 결과가 있습니다. 0세~60세 72명을 대상으로 한 임상시험에서는 하루 3잔 홍차를 12주간 계속해서 마셔서 감기에 걸리기 어려워지고, 심지어 중증화되기 어려워졌다는 보고도 있습니다.

면역력 향상의 관점에서도 홍차는 주목받고 있습니다. 한 바이러스 감염 역가(적정 농도)를 보여줍니다. 분말 녹차 용액은 신형 코로나 바이러스 감염 역가(적정 농도)를 감소시키는데, 즉 감염력이 있는 바이러스의 수를 10만 분의 1로 줄이는데 10분간 필요했다. 반면, 분말 홍차 용액과 홍차 티백 추출액은 모두 불과 10초밖에 걸리지 않았다. 이것이「불과 10초 정도로 신형 코로나 바이러스를 불활성화 한다.」라고 하는 근거입니다.

52

# (목욕) 온천 요법 가이드

온천에 몸을 담그면 왜 「하」라고 목소리가 나오는 것인가. 의학이 증명하는, 온천욕이 몸에 좋은 이유…물리적, 과학적, 전지(충전) 효과가 있다.

2021년 12월, 온천으로 유명한 오이타현 벳푸시와 규슈대학의 실증연구에서 "온천에는 특정 질병의 리스크를 낮추는 효과가 있다"고 발표되었다. 온천 입욕으로 장내 세균이 변화해 면역력에 좋은 영향을 준다는 것이다.

의학이 증명하는 온천은 어떠한 효과가 있는 것일까. 온천이 인체에 주는 효과·작용은 1.물리적 효과, 2.화학적 효과, 3.전지(충전) 효과 이 3가지로 나뉜다. 순서대로 그 효과를 해설한다.

## 1. 물리적 효과

### (1) 온열 작용

42℃ 이상의 뜨거운 온천에 들어갔을 경우, 처음에는 교감신경이 자극되고, 혈관은 수축하여 내장이나 근육은 긴장하고, 일시 혈압은 상승하고, 정신도 긴장 상태가 된다. 그러나 잠시 후 온열 효과로 혈관이 확장되어 혈액 순환이 좋아지고 혈압은 저하. 또 신진대사도 활발해진다. 그러므로 아침에 일어나 몸을 쾌적하게 하고 싶을 때는 고온의 온천에 짧은 시간 목욕한다. 반대로, 숙면하고 싶을 때는 취침 1~2시간 전에 저온 온천욕을 하면 부교감 신경이 우위가 되어 몸은 릴렉스 모드가 되어 부드럽게 잠을 잘 수 있다.

### (2) 정수압 작용

욕조에 충분히 몸을 담그면 몸에 수압을 받는다.

실제로 욕조에 목까지 담그면 복부에서 0.4~0.5기압의 수압이 걸리므로 복부는 압박되어 1~2㎝ 정도 가늘어지고 딱딱한 늑골에 둘러싸여 있는 흉부조차 조금 줄어든다. 그 결과, 정맥에서 심장으로 혈류가 증가하고, 심장 작용이 활발해진다. 또한 흉부도 압박되기 때문에 1회의 호흡량이 줄어들어 호흡수가 증가하고 호흡기능이 촉진된다. 이러한 작용을 온천의 정수압 작용이라고 한다. 운동이나 보행 후에 목욕하면 다리 피로와 붓기가 경감되는 것도 이 정수압 작용에 의한 것이다.

(3) 부력 작용

인간의 몸은 물속에서 가벼워진다.

아르키메데스의 원리로 보면, 몸을 욕조에 가라앉히면 수중에서 체중은 9분의 1이 되어 버린다. 넓은 욕조에서 손발을 펴고 가벼워진 몸을 누웠을 때 '하~'라고 목소리가 나오는 것은 부력 작용에 의한 릴렉스 효과가 드러난다. 이 부력 작용을 이용하여 몸이 가벼워진 상태에서 지상에서는 손발을 움직이기가 어려운 운동 기능 장애(뇌졸중 후유증 등)가 있는 사람의 재활이 이루어지고, 또 수중에서 움직여 물의 마찰 저항을 이용하여 근력 증강 효과도 얻을 수 있다.

## 2. 화학적 효과(약리작용)

온천에는 수돗물이나 우물물에 없는 특정 성분이 녹아 있다. 이 화학 성분이 피부에서 직접 침투하거나 마시면 위장에서 흡수되어 몸에 다양한 약리 효과가 발생합니다. 피부에 부착된 온천 효과는 약 3시간 동안 지속된다고 하며, 온천에서 나올 때 샤워를 하고 있었던 것은 모처럼 피부에 부착된 온천 성분을 씻어버린다. 그러므로 목욕 후에는 피부에 온천 성분을 남기는 것이 중요하다.

## 3. 전지(충전) 효과

일상에서 벗어나 자연의 품에 안긴 해변과 산간 온천에 나간다. 노천탕에서 손발을 펴고 대자연의 경치를 바라보면서 바다나 산의 상쾌한 공기를 몸에 충전하여 자연의 소리에 귀를 기울인다. 이 자연 환경의 변화가 자율신경을 안정시키고 호르몬 분비를 촉진하고 일상적인 스트레스를 해소해준다.

또한 해변에서는 자외선, 숲과 숲에서는 오존, 피톤치드, 계곡에 있어서는 폭포의 물방울(마이너스 이온) 등이 몸에 좋은 영향을 끼친다. 이것들을 전지(충전) 효과라고 한다. 일반적으로 온천에서 전지 효과를 얻기 위해서는 자택에서 100㎞ 이상 떨어져 고도 300~800m의 삼림이 많은 고원지대에 있는 온천지가 최적으로 되어 있다. 기간에 대해서는 2~3주 정도 체류가 필요하고, 옛날 농가의 사람들이 농한기에 온천으로 휴가를 가서 7일 정도 몸과 마음을 휴양하며 충전시킨 것이 이것에 해당한다.

이상, 해설한 물리·화학적·전지(충전)의 3개 효과가 합쳐져, 자율신경계, 내분비계(호르몬), 면역계(저항력)에 좋은 영향을 가져, 인간이 본래 가지고 있는 자연 치유력을 강화, 건강 회복, 유지, 증진으로 이어질 것으로 생각된다.

## 온천의 온천질

"온천질"이라는 용어가 있습니다. 이것은 「그 온천에 어떤 성분이 얼마나 녹고 있는지」를 알기 쉽게 분류한 것입니다. 온천질은 「포함되어 있는 온천물 성분의 차이」에 의해 결정됩니다. 일본 온천은 「온천법」이라고 하는 법률에 의해, 탈의소 등에 반드시 「온천 분석서」를 붙여 두는 것이 요구되고 있습니다. 온천에 들어가는 분은 그것을 보고 온천질과 효능을 알 수 있습니다.

온천중에서도 「특히 의학적 치료 효과가 기대되는 온천질을 가진 온천」을 「요양천」이라고 합니다. 요양천은 "온도" 또는 "주성분의 차이"로 분류됩니다. 그 중 하나가 '단순 온천'입니다. 일본에서는 가장 많은 온천으로 '단순천'이라고도 불립니다. 「단순 온천=성분이 단순한가?」라고 생각될지도 모릅니다만, 실제로는 「포함되어 있는 성분량이, 일정량에 도달하지 않은 것」을 말합니다. 그 중에서도, 수소 이온 농도를 나타내는 「pH(피에이치)」가 8.5 이상의 것은, 「알칼리성 단순 온천」이라고 불리고 있습니다. 촉감이 부드럽고 피부에 자극이 적은 것이 특징으로 어린이부터 노인까지 안심하고 들어갈 수 있습니다. 포함되는 성분이 적다고 해도, 훌륭한 온천이기 때문에, 신경통이나 근육통, 관절통, 오십견통증, 냉증 등에 효과가 기대된다고 합니다.

53

# 자율 신경의 흐트러짐- 변비 현기증

코로나 사태에서 막연한 좌절과 초조함을 느끼면서 생활을 보내고 있는 사람도 많을 것이다. 심신에 부작용이 나타난다면, 그것은 "자율신경의 혼란"에 의한 것으로 추정한다.

순천당대학 의학부 교수 고바야시 히로유키 선생님에게 「코로나 사태 · 애프터 코로나의 심신에 영향」에 대해 들어 보았다.

고바야시 선생님은 「결국, 자율신경이 모두 해결해 준다.」(아스콤)의 저자이며, 자율신경 연구의 제일인자이다. 게다가 순천당대학병원에 일본 최초의 변비외래를 해설한 "장 스페셜리스트"라고 알려져 있다.

**Q** 코로나 사태에서 "자율 신경이 흐트러지는 사람"이 증가하고 있다.

**A** 고바야시 - 지금, 우리 의사가 가장 우려하고 있는 것이, 신형 코로나 바이러스의 영향입니다. 감염 후유증의 대표적인 고민은 권태감이나 현기증, 두통, 식욕 부진에 변비, 설사 등으로 이들 모두 자율 신경 기능 이상(자율신경실조증)의 증상입니다. 또, 감염되지 않았던 사람도, 재택 근무에 의한 운동 부족이나 불규칙한 식사, 커뮤니케이션 부족 등으로부터 스트레스를 안고 있는 사람이 늘고 있습니다. 집에 있어 운동을 안 하거나 식생활이 흐트러져 아무래도 장에는 좋지 않은 것뿐입니다.

확실히 코로나 영향으로 장내 환경이 흐트러지고 있습니다. 장내 환경이 나쁘면 면역이 떨어지기 때문에 장래에 암을 포함한 다양한 질병이 증가할 수 있습니다. 정신면에서는 이미 영향이 나와 있고, 코로나 전에 비해, 도쿄도의 심료내과(심료산부인과) 환자 수가 급증하고 있어요. 자율 신경 기능 이상 증상입니다. 자율 신경 혼란에는 장으로부터 접근이 중요합니다.

**Q** 젊은 여성 중에도, 코로나 사태에서 자율 신경이 흐트러져 스스로 자신을 방치해 버리는 사람이 늘고 있다고 하는 이야기를 들었습니다.

**A** 고바야시 - 넓은 의미에서 코로나 후유증은 보이지 않는 곳에서 확실히 진행되고 있습니다. 거기에 빨리 알아차리고 장으로

부터 접근을 실시해, 젊은 사람들의 장내 환경을 개선해 나가지 않으면, 5년 후 10년 후, 힘들게 됩니다.

**Q** 자신의 부조증이 장내 환경의 흐트러짐이 원인이라고, 거기가 연결되지 않는 사람은 많다고 생각합니다. 「조금 피로가 쌓였을 뿐」이라든지 「잠자면 괜찮다」라고 가볍게 보고 버리거나, 치료하는 것을 포기하는 경우가 많습니다.

**A** 고바야시 - 장내 환경이 중요하다는 의식을 심어 주는 것은 정말로 어렵네요. 아무래도, 표면적인 증상에 대해서만 신경 써 버린다. 안고 있는 정신의 피로로 피부의 거칠기, 피로감의 원인에는, 자율 신경이나 장내 환경의 혼란으로 생기는 월경 불순과 변비로 고생하더라도 병원에 가지 않는 사람들이 많다. 그러고 보니 이전, 도쿄의 마루노우치에서 일하는 사무직원을 대상으로 변비에 관한 앙케이트 조사를 실시한 적이 있어요. 3일 이상 나오지 않은 사람이 4할로, 매일 배변이 없고 불쾌감이 있는 사람도 포함하면 6할의 사람이 변비로 고민하고 있다는 결과였습니다. 게다가, 그녀들은 거의 병원에 가지 않았다.

**Q** 장내 환경에 문제가 없는 사람은, 단지 4할. 변비가 되면 생산능력이 떨어진다.

**A** 고바야시 - 변비가 있는 사람은 정신적으로도 육체적으로 QOL(삶의 질)이 떨어진다는 해외 연구 데이터가 있습니다. 뿐만 아니라 변비가 되면 생산 능력이 떨어진다고도 알려져 있습니다.

**Q** 변비라면 뇌가 액티브하게 움직여주지 않아 일의 퍼포먼스가 오르지 않는 느낌을 굉장히 잘 알 수 있습니다. 좌절하고 정신에도 영향이 있는 것은 여러분이 느끼고 있지 않을까요.

**A** 고바야시 - 즉, 코로나의 영향은 노동 생산성에도 관계되는 것입니다. 2년간 코로나의 영향을 원상태로 회복하는 시간은 4년이 걸릴 것입니다. 모두가 빨리 이 현실을 인식해야 합니다. 장내 환경을 정돈하기에는 역시 식사입니다. 자율신경을 정돈하기 위해서는 스트레치나 호흡법. 아침, 스트레치도 효과가 있습니다. 해야 할 일은 결코 어렵지 않습니다.

54

# 코로나 백신 효과와 음주 흡연의 관계

음주나 흡연 습관이 있는 사람은, 신형 코로나 백신에 의한 면역 항체가가 오르기 어렵다.

코로나 사태가 되어 집에 감염자가 생기거나 재택 근무 등 뒤숭숭한 분위기가 되기 때문에, 술이나 담배의 양이 늘어난 사람이 많을지도 모릅니다. 음주와 흡연이 신형 코로나 백신 효과에 어떤 영향을 미치는지 조사한 연구 결과가 여러 시설에서 발표되었으므로 소개하고 싶습니다.

## 음주로 인한 영향

평소 술을 마시는 사람은 면역 세포 작용이 약해진다는 설이 있습니다. 그렇게 되면, 신형 코로나 백신에 의해 확실히 항체를 얻을 수 있는지 어떤지, 신경이 쓰이는 것이군요. 오키나와현의 북부 지구 의사회 병원으로부터, 2회째 백신 접종을 받은 직원을 대상으로 항체가를 관찰한 연구 결과가 보고되고 있습니다(1). 아시다시피, 백신 접종 후 항체가는 시간이 지남에 따라 저하되지만, 거의 음주하지 않는 사람에 비해 매일 음주하는 사람은 항체가가 낮아지기 쉬운 것으로 나타났습니다. 때때로 음주하는 정도라면 괜찮은 것 같습니다.

도호쿠 메디컬 메가뱅크 기구 코호트로부터, 신형 코로나 백신 접종 후의 항체가를 조사한 유사한 연구 결과가 나타났습니다(2). 음주하지 않는 사람에 비해 1일 에탄올 환산으로 46g 이상 그 결과였습니다.

또한 국제의료복지대학에서 신형 코로나 백신 3번째 부스터 접종 전후의 항체가를 비교한 연구결과가 발표되었습니다(3). 이에 따르면 음주하지 않는 사람에 비해 습관적으로 음주하는 사람에서는 접종 후 항체가가 15% 낮아진다는 결과가 나타났다. 이와같이 음주습관이 있으면 백신 접종 후 항체가가 오르기 어려운 것을 알 수 있습니다. 그렇다고는 해도, 적당한 음주라면 거기까지 문제가 되지 않는다고 생각됩니다. 후생성은 "과도한 음주는 삼가" 하는 것을 추천하고 있습니다(4).

## 흡연은 어떨까요?

방금 전의 도호쿠 메디컬 메가뱅크 기구 코호트 조사 결과에 의하면, 흡연하지 않는 사람과 비교해 1일 1~20개 흡연하는 사람은 항체가가 0.74배라고 하는 결과였습니다(2). 또한 마찬가지로 국제의료복지대학의 연구에서도 흡연하지 않는 사람에 비해 흡연하는 사람으로 항체가가 낮은 경향이었습니다. 다만, 음주와 비교하면 그 영향은 작았다고 합니다(3). 흡연에 의해 기도의 면역이 장해되는 것이기 때문에, 개인적으로는 백신 항체가 보다 효과를 발휘하지 못하고 신형 코로나가 중증화하기 쉬워지는 단점이 문제가 아닐까 생각합니다. 흡연은 정말로 백가지 해가 있고 이익이 없습니다(백해무익합니다).

## 다른 백신에서는 어떨까요?

다른 백신에 대해서도 음주와 흡연과의 관련성이 과거에 연구되었습니다. 예를 들어 음주하는 사람은 폐렴구균 백신의 항체가가 떨어지기 쉽다고 합니다(5). 흡연에 대해서는, 자궁경부암을 예방하는 HPV 백신의 항체 결합력이 저하되거나(6), 인플루엔자 백신 접종 후의 항체가가 감소하기 쉽다고 되어 있습니다(7).

백신의 효과에 영향을 미치는 요인은 많이 있습니다.

백신의 효과에 영향을 미치는 요인은 음주와 흡연만이 아닙니다. 나이, 성별, 운동 부족, 스트레스 등 많이 있습니다(8)

"나는 술을 많이 마시고 있으니까 흡연을 하고 있기 때문에 백신이 효과가 없다"가 아니라 "좀 더 술을 삼가자, 담배를 줄이자, 확실히 백신도 맞아야"가 신형 코로나와 마주 보는 데 적합한 자세라고 생각합니다.

참고

(1) 신형 코로나 백신 접종 전후의 항체 검사에 대해서(URL : https://hokubuishikai.com/신형 코로나 백신 접종 전후의 항체 검사에 대해서 / )
(2) 신형 코로나 바이러스 백신에 의한 항체 생산 ~ 도호쿠 메디컬·메가뱅크 기구 코호트 조사 약 3천 명의 조사로부터~)
(3) 3회째 백신 접종 후의 중화항체가는 접종 전의 34배. "습관적인 음주"가 항체가 상승을 방해할 가능성도 있다. (URL : https://www.iuhw.ac.jp/news-info/pdf/20220126.pdf)
(4) 신형 코로나 백신 Q&A. 백신의 접종 전후에 음주를 해도 문제없습니까? (URL : https://www.cov19-vaccine.mhlw.go.jp/qa/0087.html)
(5) McMahon BJ, et al. Am J Med. 1993 Dec; 95 (6) : 589-94.
(6) Namujju PB, et al. BMC Res Notes. 2014 Jul 11;7:445.
(7) MacKenzie J, et al. J Hyg (Lond). 1976 Dec;77(3):409-17.
(8) Zimmermann P, et al. Clin Microbiol Rev. 2019 Mar 13; 32 (2) : e00084-18.

### 코로나 후유증 흡연이나 비만에 나타나기 쉽고 권태감이 최다 - 히로시마현

신형 코로나 바이러스 감염자 중, 흡연자나 비만인 사람에게 후유증이 나기 쉬운 것이 25일, 히로시마현의 조사에서 알았다. 증상(복수응답)에서는 권태감이 52%로 가장 많았다. 조사는 작년 12월, 현에서 같은 10월까지 감염한 사람으로부터 추출한 2025명을 대상으로 실시. 954명(47%)에서 답변을 얻었다.

이에 따르면 감염 시 증상이 요양 해제 후에도 4주간 이상 지속되거나, 요양 해제 후 4주일 이내에 발생한 증상이 4주간 이상 지속되는 것은 전체의 34%에 해당하는 326명. 비흡연자로 후유증이 나온 것은 33%였지만, 흡연자 중 담배를 하루 21개 이상 피우는 사람은 60%로 거의 두 배이다. 20개 이하에서도 43%로 많았다. 후유증이 나온 비율을 체격별로 보면 비만이 43%, 보통이 33%, 저체중이 19%. 백신 접종의 차이로는, 미접종은 36%였지만, 2회 접종으로 25%로 내렸다.

감염 시에 증상이 강할수록 후유증이 남는 비율이 높고, 무증상이었던 사람도 5%는 그 후에 증상이 나타났다. 증상(복수응답)에서는 권태감(52%)이 가장 많았고, 호흡 곤란(33%), 후각장애(28%), 미각장애(25%) 등이 이어졌다. 연령별 후유증이 나온 비율은 50대가 54%, 40대가 52%로 50%를 넘어 30대와 60대 이상이 30%대였다.

55

# 코로나 시대, 마음 건강을 지키는 네 개의 R

신형 코로나 바이러스의 급격한 재확산에 따라 감염에 대한 불안과 재택 생활 피로 등에서 심신에 고통을 받는 사람이 다시 늘고 있다. 그중에는 「우울 증상」에서 「우울증」으로 진행하는 경우도 다수 보고되고 있다. 그렇다면 어떻게 하면 마음 건강을 유지할까.

마음 밸런스가 무너져 버리면— 마음 수립을 임상심리사로 공인 심리사인 사이토 유리 씨(일본 임상 심리 사회 사무국)에게 들었다.

마음이 우울한 원인에는 어떠한 것이 있습니까. 또한 마음 균형이 무너지기 전에 보이는 징후가 있는가?

- 스트레스나 생활 리듬이 무너짐으로 마음에 혼란을 일으킬 가능성이 높고, 재택근무가 계속되면 생활 리듬도 깨지기 십상이다. 아침 일찍 일어나지 않거나 커튼을 열지 않고 어두운 방에

서 멍하게 있으면 신체 호르몬 밸런스가 무너지고, 그에 따라 마음 밸런스도 무너져 버린다. 심신 상태나 행동이 평소와 다르지 않게 자주 자기 스스로 체크해 두는 것이 중요하다.

잠을 못잔다 ▽ 잠이 얕은 ▽ 너무 잠들어 ▽ 식욕이 없다 ▽ 너무 먹는다—등이 있으면 각별히 주의가 필요하다. ◇ 기상, 취침, 식사의 리듬을 소중히 한다.

대처법이 있는가?

- 규칙적인 생활을 하고 생활 리듬을 무너뜨리지 않는 것이 무엇보다 중요하다. 일어나는 시간이나 자는 시간을 일정하게 하거나, 식사를 하는 시간도 매일 같게 하는 등 일정한 리듬으로 생활을 하면 심신 밸런스가 유지된다,

전염병 확대가 이어지는 코로나 감염에 대한 공포나 불안으로 심신에 문제가 생기는 사례가 많다고 들었다.

- 감염 방지에 대한 의식은 사람에 따라 다르기 때문에 주변 환경에 따라 마음 균형을 깨트리는 경우도 있다. "약간의 일로 화가 난다"라고 스스로 느끼면 주의하는 것이 좋을지도 모른다. 적당히 소독을 하고 있는 사람을 격렬하게 꾸짖거나 코 마스크를

하거나 마스크를 안 한 사람을 보면 공격적인 기분이 들지 않을까. 이럴 때 좌절이나 분노하는 마음을 통제할 수 있다면 문제가 없다.

마음의 우울은 격한 행동으로 나오기 쉽다. 예를 들어 화장실이나 소독을 30분 이상 계속 소독하거나 필요 이상으로 확인한다. ▽ 하루 종일 소독한다. 등 (코로나 감염 확대 전) 평소와 다르면 조심하는 것이 좋습니다. 가족에게 소독을 강제하거나 가족의 외출을 통제하게 되어도 주의해야 한다. 또, 평소 TV를 보고 있는 코미디 프로그램으로 웃을 수 없는 등 희로애락이 나오지 않는 경우도 조심해 주세요. 이런 행동은 타인으로부터 지적되는 것이 적기 때문에, 셀프 체크가 중요하게 되는 것이다.

조심해야 하는 증상이 있는가.

- 자율신경이 흐트러지면 소화기관에 증상이 나오는 경우가 많고 심장도 두근두근하다. 그러한 증상은 놓치지 말아야 한다. 불안이 강해지고 있을 때는 텔레비전이나 SNS(인터넷 교류 서비스)에 과도하게 접촉하면 불안이 더욱 커지므로 적당히 거리를 유지하는 것이 좋을 것이다. 편향된 정보에도 「문제 있다」라고 눈치채지 못하고, 잘못된 정보에 근거해 행동하게 되어 버린다. 이

럴 때는 「판단하기 어려운 것은 내일 생각하자」라고 의연하게 자세를 취하는 것이 중요하다.

또 하나의 방법으로는 안고 있는 불안이나 공포를 종이나 블로그나 내 메일에 쓰는 것도 추천한다. 글을 쓰면서 표현하는 것으로 스스로를 객관시 할 수 있어 냉정함을 되찾을 수 있기 때문이다. 불안을 말로 숨기는 것보다 남에게 표현하는 것도 중요하다. 전화나 (비디오 회의 시스템 등) 리모트라도 좋기 때문에 가족이나 친구 등 친한 사람과 커뮤니케이션을 취하는 것이 중요하다. '마음이 힘들다'라고 정직하게 말한다. 스스로를 지키기 위해서도 혼자 껴안지 않도록 자제한다.

코로나 시대에 마음을 지키는데 중요한 포인트가 있는가.

- 네 개의 "R"이라고 부른다.

첫 번째로「레스트(Rest)」. 휴식이다.

재택 근무에서는 장시간 작업을 계속하기 위해 공적 일과 사적 일을 나누기가 어려워진다.  시간을 내어 한가롭게 하거나 달콤한 음식을 취하거나 몸을 충분히 쉬게 하는 시간을 취한다. 「일 중독」이 되지 않도록 신축성을 붙여 생활 리듬을 무너뜨리지 않는 것이 중요하다.

두 번째는 "레크레이션 (Recreation). 오락"이다.

자신만의 시간이나 가족과 시간을 가져, 마음 만족도를 높여 미소를 띨 수 있는 시간을 늘린다. 좋아하는 취미로 독서나 요리, 게임에 열중하는 것도 좋다. 핫플레이트로 간식을 만들거나 핫케이크를 굽는 것도 즐겁다. 집에서 춤이나 노래하는 것도 좋다.

적극적으로 추천하는 것은 운동이다. 걷기나 달리기, 근육 트레이닝 등 적당한 운동은 심신 건강의 기초다. 「이 시간에는 걷기를 하자」하며 시간을 미리 정해 두고 실천하면 생활에 리듬이 나온다. 심신 상태가 좋으면 면역 기능도 순조롭게 일하기 때문에 좋은 일이다.

셋째, 「릴랙스(Relax)」 긴장 풀기이다.

코 호흡과 복식 호흡을 권한다. 코에서 숨을 들이 마시고 천천히 입으로 내보는 것을 3분만해도 이것으로 기분도 다소 침착해진다. 아로마 테라피나 기분 좋은 음악을 듣는 것으로 기분을 바꾸는 것도 효과가 있다.

마지막으로 "릴레이션 (Relation)" 관계다.

불안이나 공포를 느끼면, 걱정할 수 없는 사람에게 상담하는 것이 중요하다. '이런 일이 있었어' '또 만나고 싶네' '그때는 즐거웠네' 등을 말하는 것만으로도 좋다. 전화나 메세지도 좋기 때문에 누군가와 연결해 두면 안심감을 얻을 수 있어 불안은 완화된다. 편지를 쓰는 것도 자신을 객관 시 할 수 있기 때문에 효과적이다.

작은 변화를 깨닫는 것이 무엇보다 중요하다.

- 그렇다. 자신에 대한 안테나를 세우고 항상 감도를 높이는 것이다. "최근 웃지 않았구나" "잘 잠들지 않아" "분노 같은 것" 등을 깨닫는 것이 중요하다. 재택 생활로 사람과 만남이 적고, 나의 변화 상태를 사람들이 알아차리지 않기 때문에 「문제 있네」라고 스스로 알아차려 주는 것이다.

마음이 흐트러지거나, 막혀 버리거나 했을 경우에는 어떻게

- 사람을 의지하라. 우선은 친밀한 사람에게 상담하는 것이 제일이다. 일이나 학교에 갈 수 없게 되거나, 타인과 이야기하고 싶지 않게 되거나, 기분이 가라앉고 일상생활에 지장을 초래하면 심장 요법 내과 등의 의료기관을 진찰하는 것도 유효하다. 몸에 부진이 있으면 내과 질환에 걸릴 수 있다.

「신형 코로나 시대 건강 상담 전화」 어떤 내용이 많은가?

- 역시 감염에 대한 불안을 호소하는 사람이 많은 것이 인상적이다. 「가족이 감염되면 어떻게 하지」 「밖에도 나갈 수 없다」 「직

장에 갈 수 없다」「울고 있을 뿐」—. 그 내용은 절박하게 드러내고 있다. 「가족으로부터 『백신은 음모다』라고 말해 백신을 맞지 않아서 힘들다」라고 하며 가족 간 분열에서 오는 마음 아픔을 고민하는 사람도 두드러진다. 가족과 집 안에서 얼굴을 마주치는 시간이 길기 때문에 마찰도 많다. 코로나에 대한 생각도 천차만별이므로, 특히 예방 방법의 온도차로부터 오는 마찰에 고민하는 분이 많은 것이 인상적이다. 부모와 자식 관계에서 오는 균열을 호소하는 분도 많다. 가족 간에 문제가 생기면, 당사자 중 어느 한 쪽이 산책 등을 하러 밖으로 나가는 것도 좋다. 물리적 거리를 두고 머리를 식히면 냉정해질 수 있다.

56

# 어린이 코로나 감염 공포 - 학교 생활에 필요한 2가지

## 어린이 코로나 감염 두려움 - 마음 케어에 필요한 2가지

길어지는 코로나 사태가, 아이들의 학습이나 마음에도 영향을 주고 있습니다. 휴교와 학급 폐쇄도 이루어져 코로나 공포가 더 가까운 지금, 우리는 무엇을 알아 두면 좋은 것일까요.

코로나 사태가 2년을 넘어 3년째 초입, 코로나 바이러스에 대한 공포와 행동 제한이 있는 날들은 아이 마음에 3개의 영향을 주고 있습니다.

- 내 신체에 대한 걱정 : 감염이나 입원, 후유증에 대한 공포 등
- 주위 사람의 눈에 대한 걱정: 감염이나 농후 접촉으로 나를 싫어하거나, 피하는 등

• 자기혐오: 그때 그렇게 해서 감염되는 것은 아니었는데 후회 등

이러한 불안을 잘 언어화하지 못하고, 자신의 마음에 품는 아이도 있기 때문에 주의가 필요합니다. 아이가 평소와 다른 행동이 있는지 없는지를 반드시 파악하도록 합시다.

불안감을 안고 있는 어린이 심리 케어에 필요한 포인트 2가지.

1) '올바른 정보를 전달하고 올바르게 대처할 것'
2) '어태치먼트를 강화할 것'입니다. 하나씩 살펴보도록 하겠습니다.

포인트 1 : 올바른 정보를 전하고 올바르게 대처할 것.

코로나 감염에 적절히 불안해하는 것은 중요합니다. 그렇지만, 과도하게 불안하게 되어 있다면 주의가 필요. 아이도 인터넷에서 치우친 정보나, 위험한 가짜 정보를 그대로 받아들여 필요 이상으로 불안을 증대시키고 있기도 합니다. 신뢰할 수 있는 올바른 정보와 객관적 데이터를 전달하고 불안을 조절해 나갑시다.

편중된 정보에 현혹되지 않기 위해서는, 다음 2가지를 주의해 주세요. 1) 후생노동성이나 자치단체 등 신뢰할 수 있는 기관의 정보를 제공한다. (그렇지 않은 정보와는 거리를 둔다) 2) 데이터(숫자)로 아이에게

말해 준다. 보호자가 올바른 정보를 아이에게 전달함으로써, 코로나에 대한 지식을 무장을 할 수 있습니다. 그러면 올바르게 코로나에 대한 두려움을 가질 수 있게 될 겁니다.

포인트 2: 유대 관계, 부속 장치, 안전지대를 강화하다.

「어태치먼트」란, 심리학 용어로, 특정인에게 가지는 애착 감정이나 정신적인 유대를 말한다. 아이가 불안해할 때 생기는 부정적인 감정은 애착을 느끼는 특정인에게 접근함으로써 해소됩니다. 어태치먼트를 강화함으로써 보호자는 어린이에게 '대피 장소'로, 나아가 '안전 기지'를 만듭니다. 안전 기지가 확보되어 있으면 아이는 불안을 극복할 수 있는 것입니다.

다음 3가지를 유의하여 어태치먼트를 강화해 나갑시다.

【경청하다】

단지 듣는 것이 아니라, 아이의 말을 공감적으로 듣는 것이 중요합니다. 보호자가 주도권을 잡고 조사하는 것처럼 질문을 하거나 관심 없이 흘려듣는 경우는 없습니까? 코로나에 대해 불안과 공포 등 아이가 갖는 감정은 그 아이에게는 진실입니다. 설령 잘 표현하지 못하더라도 그대로를 받아서 감정을 정리해 줍시다. 「그런 일은 없어, 괜찮아」라고 감정을 부정하거나 「앞으로 어떻게 될지, 엄마도 몹시 불안해」라고 지나치게 다가서는 것도 주의가 필요합니다. 감정의 부정은 「어차피 알아주지 않을」 것이라고 하며 마음의 벽을 쌓거나 함께 불안해하는 것은 아이의 불안을 증대시키는 것과 연결됩니다.

【같이 놀기】

노는 것은 '어태치먼트 플레이 테라피'라고 해서 실제 요양 장면에서도 사용되고 있습니다. 노는 것은 마음의 건강 회복에 효과가 큰 것입니다. 보호자와 함께 놀 수 있다면 유대감으로 훨씬 더 아이의 마음 케어는 강화되어 갈 것입니다.

【스킨십 및 공유 체험】

스킨십은 어린아이일수록 효과적이에요. 아이가 커서 스킨십에 수줍음이 있는 경우는 자녀와 공유 체험을 추천합니다. 예를 들어 같은 TV 프로그램을 가족끼리 본다. 「다음에는 어떻게 될까」라고 상대 존재를 느끼면서 가볍게 대화를 한다. 그것만으로도 정신적인 유대감은 강화되어 갈 것입니다.

## 남의 눈이 궁금한 것도? 휴교와 학급 폐쇄 후 심리 케어

휴교나 학급 폐쇄가 끝나고 학교가 재개되어도 아이 마음은 불안으로 가득합니다. 불안한 마음이나 어떻게 행동하면 좋을지 등 망설임에 따라 말을 거는 것이나 지원을 해 나갑시다.

【감염이나 농후 접촉 당사자였던 경우】

「또 감염되어 버리지 않는가.」「친구에게 무엇인가 말하는 것은 아닐까」라고 많은 불안을 안고 있다고 생각됩니다. 부디 「이제 괜찮아, 다녀와!」라고 내보내기만 하는 것은 각별한 주의가 필요합니다. 안심시킬 목적이었다고 해도 「부모님은 몰라줘」라고 마음을 닫아 버리게 될 수도 있습니다. 자녀의 모습을 잘 관찰하고 불안에 기대어 있으면서도 올바른 정보로 안심 자료를 제공하는 것을 유의하십시오. '병원 선생님께서도 이제 회복됐으니 누군가에게 감염시킬 걱정은 없다고 하셨어요.' '학교 선생님도 누가 감염됐는지는 묻지 말라고 전하시니까 괜찮아.'라는 이야기를 할 수 있으면 좋겠습니다.

【감염 당사자가 아닌 경우】

코로나에 감염되어 버린 친구를 어떻게 대해야 할지 망설이는 아이와 누가 되었는지 궁금해 하는 아이도 많을지도 모릅니다. 대전제로서, 자세한 조사나 특정인을 지칭하지 않는다는 것을 전해 둡시다. 따돌림이나 왕따 등으로 확대되지 않기 위해 선을 긋는 것이 중요합니다. 또, 친구를 대하는 방법을 고민하고 있는 자녀에 대해서는 「너라면 어떻게 해 주었으면 좋을까」 「그 아이와의 관계성은 어떨까」로 생각하도록 말해 주면 좋습니다. 상대방이 얘기해 올 것 같으면 들어 줄게. 그 경우도, 과장하지 않고 「힘들었지요.」라고 자연스러운 배려로 일상으로 돌아가기 쉽게 해 주는 것을 충고 할 수 있으면 좋을 것입니다.

소풍, 수학여행, 졸업식…학교 행사 취소에 빠져드는 아이 기분에 어떻게 다가갈까?

학교 행사 취소에 빠져 버리는 아이도 많지요. 연기라면 또 모르되 취소가 되면 아이 마음에 답답함도 소용돌이칠 것입니다. 섭섭한 감정은 오래 남아 있게 마련입니다. 보호자는 경청은 물론, 대체적으로 할 수 있는 일에 눈을 돌릴 수 있도록 지원을 해 나갑시다.

한 가지 제 딸의 케이스를 말씀드릴게요. 작년 여름까지 있었던 독일에서 열심히 연습해 온 합창 콩쿠르가 코로나 영향으로 취소되어 아이들도 크게 우울해했습니다. 그런 중에, 선생님으로부터 한 사람 한 사람에게 합창곡이었던 Bruno Mars의 「Count on Me」를 부른 음성과 마음에 드는 사진을 제출하도록 권유를 받았습니다. 제출된 소재를 재료로, 선생님은 합창 동영상을 작성하여. 아이들에게도, 보호자에게도, 잊을 수 없는 추억이 되었습니다. 평상시와는 다른 코로나 사태. 평상시에 비해 할 수 없는 것을 한탄하는 것, 그 감정에 의지하는 것도 중요하지만, 그 속에서 무엇을 할 수 있을까에 관심을 갖고 궁리를 해 나가는 것도 중요합니다. 그것은 부모이기 때문에 할 수 있는 지원인 것입니다. 그것들을 통해 아이들에게도 예상치 못한 사태에 처했을 때 어떻게 대처해야 하는가 하는 자세를 보여주는 것이 필요합니다.

### 정리 & 실천 TIPS

코로나 사태가 장기화되는 것으로, 아이들 마음에도 다양한 영향이 미치고 있습니다. 그러나 이번에 소개받은 방법을 실천하는 것으로, 아이들 마음 케어는 물론, 앞으로 사회를 살아가기 위한 중요한 자세도 전해 갈 수 있을 것 같네요. 우선 코로나 영향으로 자녀분이 어떤 불안과 공포를 느끼고 있는지 경청하는 것부터 시작해 보면 좋겠습니다.

57

# 질병불안증(건강염려증)의 증상과 대처법

컨디션이 나쁠 때는 자신의 건강 상태가 불안해지는 것이 당연하다. 두통이든 보통 감기라도 증상이 확실하게 규정되지 않으면 정신적으로 피곤해진다.

코로나 사태에 불필요하게 걱정하는 질병불안증(건강염려증)의 증상과 개선 방법을 살펴보자.

자신의 건강 상태가 때때로 불안해지는 것은 보통이다. 그렇지만, 그 불안이 커져 마음과 육신의 에너지를 쓸모없이 소모하는 것은, '질병불안증(건강염려증)'이라고 하는 마음의 병일지도 모른다.

질병불안증의 증상과 치료법을 이해하기 위해, 건강 보충제 메이커 'Healthspan' 메디컬 디렉터로 저서인 'CBD - The Essential

Guide to Health and Wellness' - ('CBD(칸나비디올) - 건강과 웰빙을 위한 필수 가이드')를 지은 사라 브루어 의사에게 이야기를 들었다.

## 질병불안증이란?

질병불안증은 심신을 약하게 하여 긍정적으로 살기 어렵게 하는 정신 질환이다. "얼마 전까지 심기증(자신의 건강에 대해서 필요 이상으로 염려하는 병)으로 알려진 질병불안증은 신체의 다양한 증상을 비정상적으로 걱정하거나 심각한 병에 걸릴 것을 두려워하는 질병입니다"라고 브루어 의사는 말한다. 질병불안증을 가진 사람은 특정 신체 시스템(소화 시스템 등)을 너무 신경 쓰거나 증상이 몸에 퍼지는 것을 두려워합니다. 하지만 실제로는 신체적인 증상이 나오는 것은 적고, 나올 때는 신체증상증(장애) 일 가능성이 높다.

## 신체증상증(신체증상장애)이란

브루어 의사는 말하기를 이른바 신체증상장애(증)은 질병불안증과 끊어도 끊이지 않는 관계에 있다. "신체증상증의 사람은, 자신이 특정한 병에 걸려 있는 것을 두려워하는 것이 아니라, 특정한 증상(어지러움이나 통증)을 이상한 병으로 걱정합니다."라고 말한다. 그 증상에는 특정한 원인이 있지 않지만, 어쨌든 증상이 나오고 있는 것이 사실이므로 그 증상을 병으로 생각해 몹시 괴로워하는 일이다.

## 질병불안증의 징후와 증상

그렇지만, 어떻게 하면 질병불안증과 진짜 컨디션 불량을 구별할 수 있는 거야? 브루어 의사가 질병불안증 증상의 일례를 들었다.

* 자신 건강 상태에 신경을 몹시 쓰고 있다.
* 여러 가지 증상이 몸에 퍼지는 것을 두려워한다.
* 가능한 질환을 인터넷으로 조사한다.
* 주변인에게 자주 자신의 건강 이야기하며 근황을 듣고 증상이나 가능한 질환을 상세하게 말한다.
* 정기적으로 병원에 가서 자주 검사를 부탁한다.
* 질병불안증의 사인은(근육 축소, 수면장애, 피로)을 볼 수 있다.

※ 불안에 따라, 신체적인 증상이 실제로 보일 때는, 반드시 의사에게 상담을

## 질병불안증과 코로나 바이러스 감염

코로나 바이러스 감염 유행은 기존 질병불안증을 악화시키고 평소에는 그렇지 않은 사람을 질병불안증으로 몰아가고 있습니다.

"감염 스트레스가 가득한 시기가 계속되면, 자신의 건강 상태가 불안해질 수도 있습니다."라고 브루어 의사는 말한다.

"매일 텔레비전에서 코로나 바이러스 감염 뉴스만 보면 기침이나

콧물이 나온 것만으로도 불안해지는 것도 당연합니다." - 기존 질병불안증 환자에 있어서 한 사건이었다. 당신도 그 한 명이라면, 담당 의사에게 상담을.

## 질병불안증 진단

질병불안증 증상에서 볼 수 있듯이 건강 관련 불안에 인생이 붙잡히게 될 것 같은 생각이 들면 의사와 상담하는 것이 중요하다. "몸은 너무 건강한데도 자신 건강 상태에 너무 신경 쓰고 있다는 결과가 나오면, 질병불안증이라는 진단이 내려질지도 모릅니다."라고 브루어 의사는 말한다. "이 경우에는 심리학적 평가를 위해 정신건강 전문가에게 상담과 진단을 받아야 합니다."

## 4개의 셀프 도움

질병불안증의 증상은 다음 네 가지 도움으로 완화됩니다.

### 1. 명상

Mindfulness는 의식을 "지금"으로 향합니다.

건강에 관한 불안을 느낄 때는 생각을 멈추고 주위를 둘러보면 좋다. 무엇이 보이고, 무엇이 들리는가? 그것은 어떤 느낌이고 어떤 냄새? 오감을 사용하면 마음이 진정되고 불안에서 벗어날 수 있다.

2. 호흡

부드러운 호흡 리듬에 집중하는 것도 평온과 침착함을 되찾는 좋은 방법입니다. 천천히 숨을 들이 마시고 10초에 걸쳐 숨을 내뱉는다.

3. 일기

자신이 생각하고 두려워하는 것을 일기에 쓰면 정신이 정화될 뿐만 아니라 자신의 사고 패턴도 보인다. 당신 생각과 감정은 합리적입니까? 증상의 유무를 확인하거나, 인터넷으로 병에 대해 조사하거나 한 횟수도 기록해 보자. 자신의 버릇을 스스로 알아차리면 거기에 보내는 시간을 의식적으로 줄일 수 있다.

4. 운동

달리기와 체육관이 어려우면 30분 걷는 것만으로 불안한 기분은 놀라울 정도로 가벼워진다. "운동은 스트레스 호르몬의 영향을 날려 줍니다"라고 브루어 의사는 말한다. 몸을 움직이면 행복 호르몬 엔돌핀이 분비되어 행복한 기분이 될 수 있고 스트레스에도 강해진다.

코로나 후유증 증상 치료 사례집

# 에필로그 - 위드코로나 시대와 사회현상

> 미국 백악관이 '코로나 팬데믹'에 관한 새로운 대응 전략을 발표했다.
> 국민에 대해 코로나가 일상생활에 지장을 주지 않는
> '뉴노멀(새로운 일상)'로 전환하고 있음을 확신시키는 것이 목표다.

# 에필로그 - 위드코로나 시대와 사회현상

58

# 미국, 새로운 '위즈 코로나' 전략을 공개, 검사에서 치료제까지 한 번에

1. 미국 백악관이 '코로나 팬데믹'에 관한 새로운 대응 전략을 발표했다. 국민에 대해 코로나가 일상생활에 지장을 주지 않는 '뉴노멀(새로운 일상)'로 전환하고 있음을 확신시키는 것이 목표다.

2일(현지 시간) 백악관은 96페이지에 걸친 국가 코로나 대응 태세 계획을 공개했다. 계획에는 1) 코로나 예방과 치료, 2) 잠재적 위험성을 가진 새로운 바이러스에 대비하는 것, 3) 경제 및 교육기관 록다운 회피, 4) 전 세계에 백신을 확산시키는 4가지 내용이 포함되었다.

계획은 "우리는 도시와 회사가 록다운이나 학교 등교 중단 등을 두려워하지 않는 미래를 보고 있다"라며 "미국이 스스로 구축한 강력한 보호막을 기반으로 차세대 대책을 구축하고 투자하는 미래" 라고 설명했다. 이 때문에 단기적으로 "치료를 위한 검사" 프로그램을 도입한다. 약국 등에서 코로나 검사를 받아 양성 판정이 나오면 즉시 항바이러스약이 지급된다고 한다. 백악관은 백신과 치료제, 검사 키트, 마스크 등을 추가할 계획이다. 장기적으로는 코로나 백신 연구와 장기 코로나에 대응할 수 있는 국가센터 설치, 새로운 바이러스 변이가 나타날 경우 100일 이내에 새로운 백신 개발과 생산, 승인 등을 실현시키는 내용 제안도 담겨져 있다.

2. 애프터 코로나는 빌 게이츠가 '다음 팬데믹이 발생할 것이다' 지적 - 영국 과학자는 새로운 위협 지적.

2022 코로나 사태가 시작되어 2년 이상이 지났지만 아직 출구는 보이지 않는다. 한편 포스트 코로나 세계에 관해서 저명인이나 학자들이 발언하고 있는데 이들 견해는 포스트 코로나 인류의 미래를 낙관할 수 있는 상황이 아니라는 것이다. 저널리스트 후카츠키 유리아가 주목할 발언들을 소개하고 앞으로 지구가 더 나은 환경을 유지할 수 있는 방책을 찾았다.

세계보건기구(WHO)는 올해 2월 3일 유럽에서 신형 코로나 바이러스와 싸움은 '향후 '긴 정적 기간(위드 코로나 시대)'에 들어가 '영구적인 평화'가 초래될 가능성도 있다'라는 견해를 보였다. 백신에 의한 집단 면역, 감염 확대하기 쉬운 겨울이 끝나는 것, 오미크론 바이러스가 종래 바이러스보다 약한 것이 이유다.

그러나 지난 18일 전 마이크로소프트 CEO - 빌 게이츠가 독일 뮌헨 안보회의에서 "신형 코로나 바이러스 위험은 줄었지만 또 다음 유행이 발생할 것이다. 새로운 유행은 코로나 바이러스 계통과는 다른 병원체를 기원으로 할 것이다"라고 소름 끼치는 연설을 했다. 빌 게이츠는 일반인이 모르는 정보를 입수하고 있는 것일까.

또 한 사람의 말을 들어보자. 〈가이아 이론〉을 제창한 영국인 과학자 제임스 러블록 씨는 "지구 환경을 파괴하는 인류는 이미 인구 과잉이며, 지구 생태계 균형을 유지하기 위해 도태되어 갈 수 밖에 없다"라며 지금 우리를 힘들게 하는 코로나 팬데믹도 이런 원인으로 나타난 것이다. 라는 이론을 주장한다.

지구 전체를 하나의 생명체 「가이아」라고 생각하는 「가이아 이론」에 의하면, 지구는 자기 조절 기능을 가지는 하나의 거대한 시스템으로, 그 내부에서는 다양한 생명체가 주위 환경과 상호 작용한다는 것이다. 다만, 가이아 이론은 과학적인 검증이 결여되어, 현시점에서는 어디까지나 가설에 지나지 않고, 학술회에서는 비판도 많다. 가이아 이론을 제창한 영국인 과학자 제임스 러블록 씨는 지난해 10월 31일부터 11월 13일까지 영국 글래스고에서 개최된 'COP26'(유엔 기후변화틀 조약 제26회 회의) 때, 영국 잡지 가디언에 "인류가 지구를 파괴하기 전에 가이아가 인류를 파괴할지도 모른다."라고 게재했다.

러블록 씨에 의하면, 신형 코로나 바이러스 팬데믹도, 지구의 자기 조절 기능의 하나라고 한다. "다윈 진화론에 따르면, 신종 바이러스 생명체가 세력을 늘리는 것은 충분한 식량이 있을 때이며, 지금 우리 인류는 신형 코로나 바이러스의 식량이 되고 있습니다. 가이아 시스템에 있어서 인류가 무제한으로 늘어나, 하고 싶은 마음대로 하는 것은 바람직하지 않은 것입니다. 지구에서 인구가 늘어나면, 인구를 줄이려고 하는 바이러스가 출현할 확률도 높아질 것입니다.

러블록 씨는 인류가 생명체 「가이아」에 의해 도태되지 않기 위해서는 어떻게 하면 좋은 것일까를 고민하고 있다. 러블록 씨는 오히려 원전 지지자이며, 풍력이나 태양광 등 재생 가능 에너지의 수요도 늘려야 한다고 주장하고 있다. 일본과 같이 지진이 다발하는 나라에서는, 특히 노후화한 원전에 대해서는 신중하게 생각할 필요가 있지만, 에너지 정책 이외에도 대량 생산 대량 소비 사회를 재검토하는 것과 동물 웰페어(동물 복지) 문제에도 눈을 돌리는 것 등에서도 지구 환경을 위해 할 수 있는 일은 있다. 「가이아 이론」 진위는 앞으로도 논의될 것이지만, 어쨌든 한사람 한 사람이 지구 환경 문제에 좀 더 눈을 돌리는 것으로, 인류를 보다 좋은 미래를 만들 수 있을 것이다.

59

# 코로나 팬데믹 - 사회 재앙을 넘어 사회 변혁으로 가는 입구

## 페스트, 천연두, 그리고 신형 코로나… 사회 재앙을 넘어 사회 변혁으로

신형 코로나 바이러스 유행은 많은 분에게 「바이러스와 공존」을 강하게 의식시키는 계기가 되었습니다. 세계에는 매우 다양한 바이러스가 존재하지만, 일반적으로는 잘 알려져 있지 않은 성질과 특징을 가지는 것도 있어 올바른 지식을 얻는 것은 매우 중요합니다.

### - 병원성 바이러스의 「치사율」과 「감염력」 - 사회 재앙

감염을 일으키는 다양한 병원성 바이러스에는 인플루엔자와 신형 코로나, 인간 면역 결핍 바이러스, 천연두, 간염 바이러스, 헤르페스 바이러스 등 많은 것이 있습니다. 실은 바이러스에는 인플루엔자 바이러스와 같이 누구나 이름이나 주된 증상을 알고 있는 것도 있고, 우리들이 알 수 없는 바이러스도 있습니다. 여기에서는 인간에게 감염증을 일으키는 대표적인 병원성 바이러스를 개별적으로 다루어 그 모습을 자세히 소개합니다.

- 사회를 크게 바꾸는 유행 (팬데믹)

전염병이 세계적으로 유행하는 것을 팬데믹 (세계적 유행)이라고 합니다. 인류는 여러 가지 팬데믹을 여러 번 경험해 왔습니다. 근대 이전에 발생한 유행성으로 유명한 것은 페스트와 천연두입니다. 페스트는 페스트균(세균), 천연두는 천연두 바이러스가 병원체입니다.

여기에서는 페스트 이야기를 합시다.

페스트 전염병은 쥐와 같은 소형 설치류에 기생하는 벼룩에 의해 매개됩니다. 페스트균을 보유한 벼룩에 물림으로써 체내에 들어간 페스트균은 림프절 내에서 증식하여 2~7일 정도 잠복기간 후에 갑자기 고열과 오한, 두통, 사타구니와 같은 림프절에 고통스러운 붓기가 발생합니다. 적절한 치료를 받지 못하면 페스트균은 전신으로 퍼지고, 폐렴을 일으키거나, 전신에 출혈 경향이 나타나거나, 죽음에 이르기도 합니다.

페스트 팬데믹은 6세기, 14세기, 19세기 - 3회 기록이 남아 있습니다.

특히 유명한 것은 14세기 팬데믹으로 중앙아시아에서 시작해 중국에 전파하고, 전조 말기 중국 인구를 반감시킨 것 같습니다. 그것은 실크로드를 통해 중동 이슬람 왕조와 유럽까지 번져 맹위를 떨쳤습니다. 유럽에서 사망자 수는 당시 인구 3분의 1에 해당하는 2500만 명에서 3분의 2 정도 5000만 명으로 추측되고 있습니다. 전신 출혈 경향에 의해 피부가 검게 변색해 죽음에 이르는 것으로 페스트는 흑사병이라고 불려 사람들은 두려워한 것입니다.

- 팬데믹 유행에 의한 사회 혁명이란?

1) 인구가 급감했기 때문에 유럽 도시 지역에서는 노동력이 부족하여 임금이 상승했다. 그 결과, 농촌 농민이 도시로 유입되어, 농노에 의존해 온 종래의 장원 제도가 붕괴해 갔습니다. (지역 도시, 지역 국가의 붕괴)

2) 또한 그때까지 사회를 지배해 온 교회 (정치)의 권위는 페스트 위협을 막지 못했기 때문에 급속히 쇠퇴했다. (종교, 정치의 몰락)

3) 거기에다가 새로운 인재 유입·활약과 누구라도 죽는 흑사병 앞에서는 신분의 귀천 등은 의미가 없다는 사상으로부터 봉건적 신분 제도가 해체되어 사람들은 새로운 가치관을 창조하게 됩니다. (신분 제도의 몰락 - 새로운 가치관을 가진 인류 탄생)

4) 이것은 14세기에 이탈리아에서 시작되어 유럽으로 퍼진 '르네상스'라는 문화 부흥으로 이어졌다고 합니다. (새로운 사회 문화 발생과 부흥)

이처럼 팬데믹은 단순한 사회 재앙을 넘어 사회를 크게 바꾸는 혁명하는 힘을 가지고 있는 것입니다.

60

# 코로나 근절은 불가능하다

대다수 과학자들은 알려진 코로나 바이러스나 신형 코로나 바이러스 다종의 변이 바이러스에 똑같이 유효한 백신 완성에 전력을 다하고 있지만 개발에는 '수년간' 시간이 필요하다는 견해를 보인다. 일본 국립 알레르기 감염증 연구소는 신형 코로나 바이러스 사태 개시 이후, 코로나 바이러스의 연구 전반에 30억 달러(약 3450억 엔) 이상 투입했다고 하고, 범 코로나 위스프 백신 후보 조사 연구 부문도 포함된다고 했다. 게다가 이 백신이 1, 2개월 만에 탄생할 생각은 갖고 싶지 않다고 호소했다. 다만, 이들 백신의 일부는 임상시험 제1단계에 이미 있다고 밝혔다.

인간을 감염시킨 코로나 바이러스는 1960년대 중반에 처음으로 발견되었다. 지금까지 7종류가 특정되어 4종류는 통상 감기를 초래하는 것으로, 다른 3종류는 중동 호흡기 증후군(MERS), 중증 급성 호흡기 증후군(SARS)에 신형 코로나 바이러스 감염으로 이어지는 「SARS- CoV-2」가 되고 있다. 파우치 소장에 따르면 감염 확대에 대한 우려를 안겨주는 신형 코로나 변이 바이러스는 2020년 9월 이후 5종류 판명되어 알파, 베타, 감마, 델타에 현재 맹위를 휘두르고 있는 오미크론이 되고 있다.

### "코로나 근절은 불가능하다."

미국인 대부분은 신형 코로나 바이러스가 앞으로도 계속될 것으로 생각하고 있는 것이 AP 통신과 전국 여론조사 센터(NORC)의 조사 결과에서 밝혀졌다. 각 주정부는 오미크론 바이러스 유행에 의해 감염자 수가 증가하고 있음에도 불구하고 바이러스와 공존할 계획을 준비하고 있다.

이번 여론조사는 1월 13일부터 18일까지 미국 성인 1161명을 대상으로 실시됐다. 그 결과, 응답자 83%가 신형 코로나 바이러스가 계절성 인플루엔자와 같은 가벼운 병으로 변화한 단계에서 유행은 끝난다고 생각했다. 한편, 소아마비처럼 병이 거의 근절된 경우에 유행이 끝난다고 생각한다 라고 응답한 사람은 불과 15%에 그쳤다. 또, 전체 73% 사람이 생활을 되돌리기 위해서는 개인이 백신을 접종하는 것이 불가결(59%) 또는 중요(14%)라고 생각하고 있는데도, 자신의 아이에게 백신이 불가결하다고 생각하는 부모가 37%에 머물고 있는 것으로 나타났다.

게다가, 상당한 비율의 부모가 백신이 그다지 중요하지 않다고 생각하고, 아이의 백신 접종이「중요하지 않다」, 혹은「전혀 중요하지 않다」라고 대답한 부모의 비율은 각각 9%로 27%였다. 한편, 정상 생활로 돌아가기 위해 부스터 접종이 필수라고 생각하는 성인 비율도 절반 이하(47%)에 그쳤다. 그러나 두 번의 예방 접종은 오미크론 바이러스에 대한 감염을 거의 방지하지 못하는 것으로 연구 결과에 제시되었다.

코로나 유행의 끝은 새로운 코로나 바이러스 자체 수렴을 의미하는 것이 아니라 과학자들은 이 바이러스가 계속 존재할 것이라고 생각한다. 오미크론 바이러스의 감염자 수는 세계 여러 나라에서 기록적인 수준에 도달했지만 입원자 수와 사망자 수가 이전 변종에 비해 비교적 적었기 때문에 바이러스를 '완전히 제거합니다.'보다는 공존하는 방법을 모색하기 위한 논의가 다시 활발해지고 있다.

코로나 바이러스가 변이를 진행중인 지금 바이러스를 '일상'으로 받아들이거나 정치인들 사이에서 높아지고 있는 것은, 신형 코로나 바이러스를 계절성 인플루엔자와 같은 예측 가능한 '풍토병'으로 취급한다는 논란이다. 그러나 WHO(세계보건기구)를 포함한 전문기관은 이러한 접근이 시기 상조라고 경고하고 있으며 '바이러스가 위험하지 않게 된 것은 아니다.'라고 말하고 있다.

계절성 인플루엔자, 말라리아, HIV는 모두 풍토병이지만, 연간 60만 명 이상이 사망하고 있으며, 인플루엔자와 말라리아의 감염자 수는 수억 명에 달한다. 결핵도 풍토병으로 분류되지만, 2020년에는 150만 명이 사망하고 있어, 신형 코로나 바이러스에 이은 사망자 수가 많은 감염병이 되고 있었다.

앞으로 주목받는 것은 각국의 신형 코로나 바이러스 취급에 대한 정책이 어떻게 바뀌는가이다. 오미크론 바이러스 감염자 수가 급증하고 있음에도 불구하고, 이 바이러스에 의한 입원자 수나 사망자 수는 이전의 변종에 비해 낮아지고 있다.

# | 참고 문헌 및 추천 도서 |


- 「新型コロナと速効! 漢方」(青春出版社)
- 免疫力は食事が9割 (青春新書プレイブックス)肺炎·ウイルス感染症にならないのど·鼻の粘膜の整え方 /浦長瀬昌宏LIFE SHIFT2(ライフ·シフト2)
- リンダ グラットン (著), アンドリュー スコット (著), 池村 千秋 (翻訳)
- 新型コロナの科学 人類は「未知のウイルス」にどこまで迫っているか
- 今日からできる! 暮らしの感染対策バイブル 堀成美 (監修)
- 新型コロナ自宅療養完全マニュアル 岡田 晴恵 (著), 小林 弘幸 (監修), 鳥居 明 (監修)
- 家族も安心! 新型コロナウイルス 療養ガイド 忽那 賢志 (監修), 堀 成美 (監修)
- 専門医が教える新型コロナ·感染症の本当の話 (幻冬舎新書) 新型コロナとワクチン わたしたちは正しかったのか
- 新型コロナ 7つの謎 最新免疫学からわかった病原体の正体 (ブルーバックス)
- 新型コロナワクチン 本当の「真実」(講談社現代新書) 宮坂昌之 (著)
- 新型コロナ後遺症 完全対策マニュアル 著者:平畑光一
- コロナワクチン 3回目打ちますか? 医者の私が接種しない理由(わけ) 志賀貢 (著) 新型コロナワクチン 副作用が出る人、出ない人 近藤誠 (著)
- 脱毛·水ぶくれ·しもやけ…厚労省、コロナ後遺症の「診療手引き」コロナ後遺症患者に対する シンプル上咽頭擦過療法 (EAT) のコツ堀田 修 (認定NPO法人日本病巣疾患研究会 (JFIR) 理事長 / 医療法人モクシン堀田修クリニック(HOC) 院長) 3호
- [日本人がまだ知らないコロナ後遺症] Newsweek (ニューズウィーク日本版)2021年3/2호